肝病
饮食养生宝典

——每天学点养生学 快乐增寿几十年——

樊蔚虹 ◎ 编著

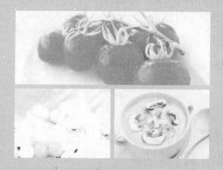

陕西出版传媒集团
陕西科学技术出版社

图书在版编目（CIP）数据

肝病饮食养生宝典/樊蔚虹编著. —西安：陕西科学技术出版社，2012.12

ISBN 978-7-5369-5612-4

Ⅰ.①肝… Ⅱ.①樊… Ⅲ.①肝疾病—食物疗法 Ⅳ.①R247.1

中国版本图书馆 CIP 数据核字（2012）第 254365 号

肝病饮食养生宝典

出 版 者	陕西出版传媒集团　陕西科学技术出版社
	西安北大街 131 号　邮编　710003
	电话（029）87211894　传真（029）87218236
	http://www.snstp.com
发 行 者	陕西出版传媒集团　陕西科学技术出版社
	电话（029）87212206　87260001
印　　刷	北京建泰印刷有限公司
规　　格	710×1000 毫米　　16 开本
印　　张	19.25
字　　数	280 千字
版　　次	2013 年 5 月第 1 版
	2013 年 5 月第 1 次印刷
书　　号	ISBN 978-7-5369-5612-4
定　　价	26.80 元

版权所有　翻印必究

（如有印装质量问题，请与我社发行部联系调换）

前言 FOREWORD

肝脏是人体的代谢中心，人体最大的消化腺，被称为"人体最大的化工厂"，它承载着消化、代谢、解毒等重要功能，一旦肝脏发生病变，势必会影响到机体的各种功能，长期的营养不良，药物使用不当，酒精过量或中毒，都会导致肝脏功能发生障碍。

肝功能的损伤，一方面需要足够的营养来修复，另一方面如饮食不当又会加重已受损的肝脏负担，因而肝病患者的合理饮食十分重要。

合理的营养膳食能保证患者营养需求，平衡患者的营养分配，注意饮食宜忌对患者的康复有利，可以保持患者的肝功能，有利于肝细胞的修复与再生，改善病情，提高患者身体素质及生活质量。

本书用通俗易懂的语言介绍了肝脏的基本常识，肝病患者的饮食调理，肝病患者的日常养生，详细地阐述了肝病保健的常识与预防、治疗的方法。本书不仅是肝病患者的读物，也是一本实用的工具书。

每个人都希望自己健康，希望通过本书能让您建立珍惜健康的观念，让您走出疾病的笼罩，享受健康的人生。

编 者

第一章
认识肝脏——了解肝病

第一节　肝脏，人体的化工厂　　003

肝脏在人体的位置 …………………………… 003
肝脏的结构是怎样的 ………………………… 003
肝脏，人体的化工厂 ………………………… 004
肝脏，人体最大的分泌腺 …………………… 006
肝脏有再生功能吗 …………………………… 006
肝脏是如何为人体保暖的 …………………… 007
中医对肝脏的认识 …………………………… 007

第二节　肝病家族，盘点肝病的家庭成员　　008

病毒性肝炎的概念 …………………………… 008
药物性肝炎的概念 …………………………… 009
酒精性肝病的概念 …………………………… 010
脂肪肝的概念 ………………………………… 011
什么是甲型肝炎 ……………………………… 011
什么是乙型肝炎 ……………………………… 012
什么是原发性肝癌 …………………………… 013
什么是肝硬化 ………………………………… 014

第三节　病因解析，谁在伤害你的心"肝"　015

肝炎是由什么病毒引起的 …………………………… 015
易导致甲肝发生的环境 ……………………………… 016
伤肝的罪魁祸首 ……………………………………… 016
引发肝炎的乙肝病毒 ………………………………… 018
长期大量饮酒易毒害肝脏 …………………………… 019
盲目减肥易导致肝病 ………………………………… 020
引起肝硬化的因素 …………………………………… 021
乙型肝炎与年龄、性别、职业的关系 ……………… 023
肝癌的主要发病原因 ………………………………… 023

第四节　临床表现，身体的疾病信号　024

如何早期发现肝炎 …………………………………… 024
出现黄疸就意味着肝炎吗 …………………………… 025
各类肝炎的潜伏期有多长 …………………………… 025
乙型肝炎有哪些基本特征 …………………………… 026
肝炎患者为何会出现肝区疼痛 ……………………… 027
甲型肝炎患者会出现哪些症状 ……………………… 028
脂肪肝患者会出现哪些症状 ………………………… 028
肝病面容是怎么回事 ………………………………… 029
肝掌意味着什么 ……………………………………… 030
视力下降意味着肝病吗 ……………………………… 030
肝硬化的早期症状 …………………………………… 031
肝炎患者为何常出现疲倦乏力 ……………………… 032

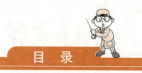

目 录

| 酒精性肝病的症状 | 032 |
| 肝癌的主要症状 | 033 |

🌸 第五节　病情诊断，揭开肝病真面目　035

常见肝功能检查的项目 ················· 035
肝炎抽血查什么 ····················· 036
皮肤和血管变化进行肝病自我诊断 ··········· 037
化验能否确定是何种肝炎 ················ 038
如何看肝功能化验报告单 ················ 039
肝病的 B 超检查 ······················ 040
肝病的 CT 检查 ······················ 040
肝病的胃镜检查 ····················· 041
两对半检查有何意义 ·················· 041
甲胎蛋白诊断肝癌的标准 ················ 042
肝炎的心电图检查 ···················· 043
如何做肝穿刺检查 ···················· 044

第二章
饮食调理——吃出健康凸显美丽

🌸 第一节　养肝的饮食原则　047

食疗，肝病调养的根本 ·················· 047

003

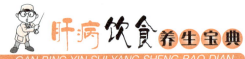

养成以素为主，饭吃八分饱的习惯	048
脂肪肝的饮食调养原则	049
肝病患者的饮食烹调原则	051
饮食合理，肝癌患者的饮食原则	052
荤素搭配，取长补短	053
少吃油腻煎炸之品	054
慢性肝病的饮食指南	055
肝病患者吃水果的六种方法	056

第二节　养肝的营养素　　058

卵磷脂	058
牛黄酸	058
蛋白质	059
膳食纤维	059
B族维生素	060
维生素E	060
硒	061

第三节　养肝的明星食材　　062

蔬菜类 …… 062

菠菜	062	青椒	085
韭菜	066	黄花菜	088
芹菜	070	胡萝卜	091
生菜	074	山药	096
茼蒿	077	莲藕	100
卷心菜	081	番茄	103

目录

香菇	107	苦瓜	124
金针菇	110	芦笋	128
南瓜	114	洋葱	132
冬瓜	117	黑木耳	136
黄瓜	121		

肉类 …………………………………………………… 140

猪肝	140	鲫鱼	179
猪血	144	黄鱼	183
鸡肉	148	带鱼	188
鸭肉	152	草鱼	192
兔肉	156	鱿鱼	195
羊肉	160	甲鱼	199
鸽肉	164	牡蛎	203
鹌鹑	168	海参	206
鲈鱼	171	泥鳅	210
鲤鱼	175		

水果 …………………………………………………… 214

芒果	214	大枣	230
苹果	217	橘子	233
西瓜	221	猕猴桃	237
香蕉	223	葡萄	239
梨	227		

第四节 亦食亦药的养肝药膳 243

酒精性肝病可选用的食疗药膳方 …………………… 243
酒精性肝病出现脾大的食疗药膳 …………………… 245
肝硬化并发血小板减少的食疗药膳 ………………… 248
肝硬化并发白细胞减少的食疗药膳 ………………… 249

病毒性肝炎兼其他并发症的食疗药膳 ………… **250**

急性病毒性肝炎的食疗药膳 ………… **253**

慢性病毒性肝炎的食疗药膳 ………… **256**

肝癌的药膳食疗偏方 ………… **259**

脂肪肝的食疗药膳 ………… **263**

肝病兼有糖尿病的食疗药膳 ………… **265**

肝病出现鼻衄者的食疗药膳 ………… **267**

第三章
日常养生——小细节成就肝脏健康

第一节 科学起居，规律生活养出好肝脏 *271*

肝炎患者要注意休息 ………… *271*

肝病患者如何改善睡眠 ………… *272*

幽雅的环境对肝病患者的益处 ………… *273*

肝病患者应养成定时排便的习惯 ………… *274*

勤梳头能养肝 ………… *275*

不良居室装潢有害肝脏 ………… *276*

适当午休，有助肝细胞恢复 ………… *277*

肝病患者洗澡的注意事项 ………… *278*

肝脏也需要"双休日" ………… *279*

肝病患者要保持乐观情绪 ………… *280*

第二节　远离不良习惯，呵护你的心肝宝贝　**281**

肝病患者忌长时间看电视 …………………………… *281*
肝病患者为何必须戒烟 ……………………………… *282*
乙肝病毒携带者在生活中要劳逸结合 ……………… *282*
肝炎患者在家休养为何要限制脑力 ………………… *283*
肝病患者忌长途旅行 ………………………………… *284*
肝病患者忌纹身、纹眉 ……………………………… *284*
为什么要忌发怒 ……………………………………… *285*
肝病患者不宜过度纵欲 ……………………………… *285*
防治肝病，餐具清洗不得马虎 ……………………… *286*
上网吧要当心 ………………………………………… *287*

第三节　四季养肝，关怀肝脏每一天　**288**

春季气候对肝病的影响 ……………………………… *288*
春季，养肝护肝好时节 ……………………………… *288*
肝病患者春季如何进补 ……………………………… *289*
清淡，肝病患者夏季饮食原则 ……………………… *291*
肝病患者如何注意心理调适 ………………………… *292*
肝病患者秋季"四防" ……………………………… *292*
肝病患者秋季如何进补 ……………………………… *293*
合理起居，肝病患者冬季养生原则 ………………… *294*
肝病患者冬季如何进补 ……………………………… *295*

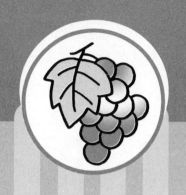
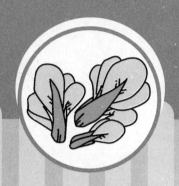

第一章　认识肝脏

——了解肝病

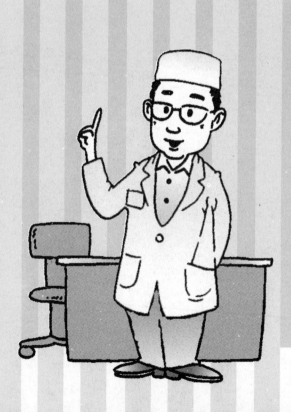

第一章 认识肝脏——了解肝病

第一节 肝脏,人体的化工厂

肝脏在人体的位置

肝脏在人体的右上腹部(医学上也叫右季肋区)。正常成年人的肝脏被右侧肋骨覆盖,在肋缘下触不到肝脏,如果在肋缘下摸到了肝脏则提示肝脏增大,当发生肝炎、脂肪肝、早期肝硬化时,都可以出现肝脏增大。而儿童肝脏的下边界较右侧肋缘低,新生儿肝脏下边界可以在右侧肋缘下1~3厘米,因此,幼儿在肋缘下能触到肝脏一般属于正常情况。由于肝脏绝大部分均被肋骨、肋间结构及横膈所掩蔽,从而受到保护,但当右上腹部遭受打击或肋骨骨折时可导致肝脏破裂。

肝脏的结构是怎样的

肝脏的表面有一层薄而致密的、由结缔组织构成的薄膜,这种薄膜深入肝脏内部形成一个网状的支架,将肝脏分隔为许多形态与功能都类似的"小房间",叫做肝小叶。这样的组织在人的肝脏中约有

150万个。肝小叶约有1毫米×2毫米大小，呈多角棱柱体形状；一条静脉贯穿在小叶的中轴上，这条静脉就是中央静脉。肝细胞以中央静脉为中心呈放射状排列，形成肝细胞索；肝细胞索之间又相互连接成网状，网眼中有窦状隙和血窦；肝细胞之间的管状间隙形成毛细胆管。可以说，肝小叶是由肝细胞、毛细胆管、血窦和相当于毛细淋巴管的窦间隙所组成的。

肝脏，人体的化工厂

有些医学常识的人都知道，肝脏被视为消化系统的一部分，是人体最重要的消化器官之一。

事实的确如此，人体一切物质的代谢都离不开肝脏，其中就包括人们所吃食物的代谢。以中国人的主食淀粉为例，当人们进食后，消化系统会将淀粉分解成葡萄糖，葡萄糖经肠道吸收之后，肝脏就将它合成肝糖原，并贮存在肝脏中。

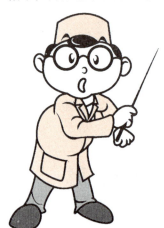

当人体因为劳动或运动等需要能量时，肝细胞又会将肝糖原分解为葡萄糖，并释放到血液中，由血液将这些葡萄糖带到需要能量的组织器官，如肌肉、大脑等。可见，人体对糖类的代谢必须在肝脏的参与下，才有可能实现。

其实，食物中所含有的脂肪、蛋白质等物质，都需要肝脏的帮助，才有可能被人体消化、吸收、利用。众所周知，肝细胞可以分泌胆汁，并将胆汁贮藏在胆囊中，当胃肠道中出现脂肪类食物时，胆囊会将胆汁排入肠道，帮助脂肪的消化。

虽然肝脏在人体消化系统中占重要地位，但如果就此认为肝脏只具有消化功能，那就大错而特错了。原因很简单，因为肝脏还具有很多其他重要功能，而这些功能对于生命的存在，同样是不可或缺的。这些功能包括：

（1）肝脏有造血的功能

在胚胎时期的肝脏具有造血功能，正常人的肝脏一般不参与造血，但仍具有这种潜在能力，在某些病例状态下，肝可以恢复一定的造血功能。

（2）肝脏同时还承担着激素代谢的作用

正常情况下血液中各种激素都保持一定的含量，多余的经肝脏处理失去活性。

（3）肝脏具有极强的再生和恢复能力

肝脏是人类腹腔中最大的器官，成年人的肝脏一般重1500克，每分钟流经肝脏的血液量为1000毫升以上。然而，若将肝脏切掉一半，或者当受到严重的创伤，残留的正常肝细胞仍然能够从事正常的工作。正常成年人肝脏的细胞是一种长寿命细胞，平常极少见分裂增殖。但在肝受损伤后，特别是肝部分切除手术后，残余的肝细胞迅速出现活跃的分裂增殖，可以看做是肝脏损伤后的一种修复与适应性代偿反应，使丢失的肝团块、细胞群及其功能得到恢复。若肝肿瘤施行大部分或部分肝切除后，其再生生理因病变情况而异，一般可在半年内恢复到肝正常体积。但40岁以后，肝脏的再生能力就会减弱，这与机体的代谢能力是一致的。肝再生能力受肝脏内外诸多因子的调控，在肝受损害或部分切除后，有关因子的量发生变化，它们通过肝细胞相应的受体作用于肝细胞，启动和促进或者移植肝细胞的增殖。

肝脏，人体最大的分泌腺

肝脏的分泌功能前文已有论述，胆汁就是由肝细胞分泌并贮存于胆囊之中的。肝脏还可以分泌一些免疫球蛋白和一些激素等物质。

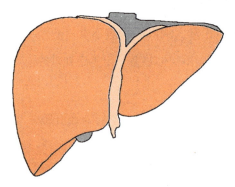

总之，肝脏的功能是非常多、非常重要的，人体各种物质的代谢、胆汁的生成、热量的产生、解毒等，都离不开肝脏。而肝脏的免疫功能，肝脏对水和电解质的调节以及激素的灭活等，同样是极为重要的功能。所以，有人曾经说过，一个人能否长寿，是否健康，首先取决于这个人是否有一个健康的肝脏。这句话是非常恰如其分的。

肝脏有再生功能吗

肝脏经历了正常的生长过程后，进入成熟阶段，其分裂增殖的能力随之隐藏下来，在某种原因如肝叶切除、肝细胞炎症坏死等造成肝细胞缺失后，活跃的分裂增殖重新出现，表现出强大的再生生长反应，直到原有肝脏重量恢复，这种增生反应才停止。

但是肝脏再生的必需条件是存留的肝细胞必须是正常的，并且具有分裂增殖能力，肝脏再生的能力还受残存肝脏的质量、疾病的性质、营养状况、患者的年龄等因素影响。并发肝硬化者再生能力差；急、慢性肝脏疾病有肝细胞坏死时一般都有肝细胞再生；在暴发性肝衰竭时肝细胞有再生，但同时新生的肝细胞不成熟，短期尚不能行使正常的功能。酒精性肝病及非酒精性脂肪肝患者的肝细胞再生则受到抑制。

肝脏是如何为人体保暖的

肝脏担负着各种物质的中间代谢环节，而且肝脏在进行各种活动时，都会产生一定的热量，这些热量对维持人体体温的恒定有着重要的作用。据研究，肝脏可提供人体所需能量的15%。

白天时，由于人体的肌肉几乎都处于活动状态，能产生大量的热量，因此足以维持人体所需；但到了晚上情况就大不一样了，由于肌肉的活动非常少，此时维持体温所需的热量，大部分必须得靠肝脏来提供了。因此说，肝脏除了解毒之外，还有重要的保暖作用。

中医对肝脏的认识

中医对脏腑的认识，不仅针对实质脏器，更重要的是从生理学、病理学观点认识的。《黄帝内经》中讲，肝主疏泄、主筋爪、藏血，肝开窍于目，与肝胆相表里。

人情绪的好坏与肝脏的功能有关。肝与脾、胃也休戚相关。肝血

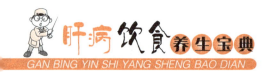

足,则筋强力壮,手足有力。肝开窍于目,若肝血不足则常出现视物模糊、夜盲,肝阳上亢则头痛目眩,肝火上炎则目赤肿痛。肝与胆相表里,直接影响胆汁分泌。另外,肝与肾、心脏、肺都有着密不可分的关系。人体许多常见疾病都与肝脏的功能失常有关。

第二节

肝病家族,盘点肝病的家庭成员

 病毒性肝炎的概念

病毒性肝炎是由肝炎病毒引起的,以损害肝脏为主的感染性疾病。该病具有传染性强、流行面广、发病率高等特点。主要分为5种,其中甲型、戊型主要表现为急性肝炎,乙型、丙型、丁型主要表现为慢性肝炎,少数可发展为肝硬化、甚至肝细胞癌。我国是肝炎大国,现患者约3000万,其中60%以上为慢性。临床分型为急性肝炎、慢性肝炎、重型肝炎、淤胆型肝炎。

急性病毒性肝炎是感受肝炎病毒(多为甲型和戊型肝炎病毒),具有起病急,以畏寒、发热、纳差、恶心、呕吐等黄疸前期症状,血清谷丙转氨酶显著升高为特点的肝脏急性炎症病变。临床一般根据黄疸的有无而分为急性黄疸型肝炎和急性无黄疸型肝炎。

慢性病毒性肝炎是感染肝炎病毒，肝脏出现慢性、反复的炎症损害，临床上以疲乏、恶心、食欲减退、肝区不适、肝脏肿大、肝功能异常等为主要表现，部分病例出现黄疸的消化系统疾病。慢性肝炎迁延不愈，往往容易向肝纤维化、肝硬化甚至肝癌发展。我国常见的慢性肝炎主要是慢性乙型肝炎和慢性丙型肝炎，它们在我国都有较高的发病率。我国是慢性乙型肝炎（简称乙肝）高发区，根据资料，我国乙肝病毒感染率高达60%以上，携带率约为10%，约有1.3亿人是乙肝病毒携带者，慢性乙型肝炎患者3000余万人。慢性丙型肝炎的发病率近年来逐渐增高，资料表明丙型肝炎病毒感染的病人已经数倍于艾滋病，肝移植病例的1/3以上系由丙型肝炎恶化所引起。

 ## 药物性肝炎的概念

药物性肝炎是指由药物或其代谢产物引起的肝脏损害，是一种非病毒性肝炎。药物性肝损害是引起肝功能异常的常见原因，但它不具有传染性。通过停药、休息和保肝治疗后，患者一般能很快痊愈。药物性肝炎患者大都没有明显的症状，患者会在不知不觉中继续服药，因此很容易拖成大病。

药物性肝损害通常有一定的潜伏期，2~8周后才会出现症状。早期症状表现为发热，随后出现消化道疾病、皮肤瘙痒、黄疸、皮疹等。临床检查肝功能时，多以血清转氨酶、碱性磷酸酶升高为确诊本病的依据。

酒精性肝病的概念

酒精性肝病是指由于长期大量饮酒所致的肝脏疾病。初期通常表现为脂肪肝，进而可发展成酒精性肝炎、酒精性肝硬化，这三种形式可单独或混合存在；严重酗酒时可诱发广泛肝细胞坏死甚或肝功能衰竭。该病是我国常见的肝脏疾病之一。本病欧美国家发病率高。随着生活饮食习惯的逐步改变，我国本病的发病率呈上升趋势。根据流行病学调查，我国一般人群饮酒率为 59.5%，酒精性肝病发病率约占饮酒者 20%，且有逐年上升趋势。由于国内肝病主要由肝炎病毒引起，肝炎病毒携带者的数量较多，可能掩盖了实际上是酒精作为病因的肝病。因此正确认识酒精引起的肝损害，及时诊断和防治具有重要的意义。

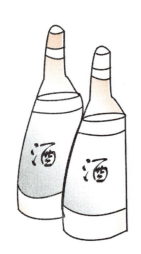

酒精性肝病三种类型的临床表现特点不尽相同，不过此三者常混合存在。

（1）酒精性脂肪肝

常无症状或症状轻微，可有乏力、食欲不振、右上腹隐痛或不适，肝脏多有中至明显肿大。患者有长期饮酒史。

（2）酒精性肝炎

常发生在近期（数周至数月）大量饮酒后，出现食欲减退、恶心呕吐、乏力、肝区疼痛等症状。可有发热（一般为低热），常有黄疸，肝大并有触痛。严重者可并发急性肝功能衰竭。

（3）酒精性肝硬化

发生于长期大量饮酒者，其临床表现与其他原因引起的肝硬化相似，可伴有慢性酒精中毒的其他表现。症状中最常见的是体重下降、软弱无力、厌食腹痛、牙龈出血及鼻衄等，2/3 的患者可发生黄疸，黄疸明显者常为肝内胆汁淤积，患者可有长期低热。其他表现如腹水、肝脾肿大、扑翼震颤、门静脉高压及食管胃底静脉曲张破裂出血、面色黝黑、肝掌、血管痣、男性女性化、腮腺良性肥大，后期肝脏缩小质硬、脾脏肿大以及肝性脑病等。

脂肪肝的概念

脂肪性肝病（脂肪肝）是一种以肝细胞弥漫性脂肪变性为主的临床病理综合征。正常人的肝脏中，脂肪含量占肝湿重的 2%～4%。当肝细胞内脂质蓄积超过肝湿重的 5% 或组织学上每单位面积有 1/3 以上肝细胞脂肪变时，称为脂肪肝。

临床上根据是否有过量酒精摄入，将脂肪肝分为酒精性脂肪肝和非酒精性脂肪肝两大类。两者有许多共性特征，但又各有独特之处。

什么是甲型肝炎

甲型肝炎是由甲型肝炎病毒（HAV）进入肝脏所引起的，以肝脏病毒血症为特征的传染性疾病。

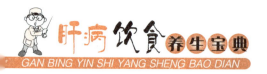

典型的甲型肝炎临床过程分 4 个阶段：潜伏期（平均为 30 日）、前驱症状期、黄疸期和恢复期。

甲型肝炎的轻重程度往往取决于患者的年龄。在幼儿中，甲型肝炎常表现为无症状或无典型症状，一般无黄疸期；而在青少年和成人中，常见恶心、呕吐、腹泻、乏力等症状，典型症状为黄疸，少数患者会发生淤胆型肝炎、重型肝炎等并发症，严重的还会造成死亡。甲肝患者需要隔离治疗，病程可长达半年。

什么是乙型肝炎

乙型肝炎是一种由乙型肝炎病毒（HBV）引起、通过血液与体液传播、具有慢性携带状态的传染性疾病。临床表现多样化，包括急性、慢性、淤胆型和重型肝炎，容易发展为慢性肝炎和肝硬化，少数病例可转变为原发性肝癌。本病在我国广泛流行，人群感染率达 60%，HBsAg 阳性率为 10% ~ 15%，是目前危害大众健康的传染病之一。

乙肝病毒主要侵害肝脏，引起炎症反应，损害肝细胞，最终导致肝功能受损。约有 2/3 的急性乙肝成人患者会出现临床症状，虽然婴儿感染后不会出现任何症状，但很容易发展成慢性病毒携带者。慢性乙肝病毒携带者可能演变为慢性肝炎、肝硬化甚至是肝癌，并可因急性肝功能衰竭和长期身体受损而死亡。

乙型肝炎按其病程迁延程度可分为以下两种类型：

（1）急性乙型肝炎

起病较慢，按其症状表现可分为以下 3 期：

第一章 认识肝脏——了解肝病

①黄疸前期。常表现为食欲不振、全身乏力、厌油腻食物、恶心、肝区疼痛等症状。

②黄疸期。自觉症状略有好转；巩膜、皮肤出现黄染；肝脏肿大，有胀满感，并伴有压痛、叩击痛；部分病例还伴有脾脏肿大。

③恢复期。黄疸消退，症状减轻直至消失；部分病例转变为慢性肝炎。

（2）慢性乙型肝炎

按照慢性肝炎的症状可分为以下 2 种：

①慢性迁延性肝炎。如果急性肝炎迁延 6 个月以上，肝功能检查显示血清转氨酶反复或持续升高，反复出现消化道症状及疲乏、肝区不适、肝脏肿大等症状，就表明已转为慢性肝炎。

②慢性活动性肝炎。如果病程超过半年，出现厌食、恶心、腹胀等消化道症状及乏力、委靡、失眠、肝区痛等神经症状、肝脏肿大、伴有肝掌、蜘蛛痣、毛细血管扩张或肝病面容、肝功能持续异常、血浆蛋白改变明显，则表明是活动性肝炎。

什么是原发性肝癌

原发性肝癌是指原发于肝细胞或肝内胆管细胞的癌，其起病隐匿、发展迅速、恶性程度高，是严重危害人类生命健康的常见恶性肿瘤之一。其死亡率在消化系统恶性肿瘤中仅次于胃癌和食管癌，位列第三。我国每年新发病例约占全球 45%，已成为世界上肝癌发病最集中的国家。原发性肝癌是指肝细胞或肝内胆管细胞发生的癌肿，包括肝细胞癌、胆管细胞癌和混合癌。我国处于世界肝癌高发病区域之内，年发病率每10万人平均5~10人发病，每年约有10万人死于本病，占全球肝癌死亡数的45%，居恶性肿瘤死亡率的第三位。东南沿海地区肝癌发病率高于内地。本病任何年龄均可发病，以40~49岁年龄段为多见；越是肝癌高发病区其平均发病年龄越早，低发病区本病则多见于老年人。男性发病多于女性，男女发病率之比为(2~5):1，甚至有更大的比差。肝癌又称为"癌中之王"，病变发展迅速，预后差，一旦发现，需要采取切实有效的方法防止其进一步发展。对于早期肝癌治疗，目前外科手术疗法仍然是首选措施和最有效的手段，尤其是小肝癌一般采取最小限度的切除方式。晚期肝癌，多采取综合治疗，包括西医综合疗法、中医综合疗法、中西医结合疗法及饮食辅助疗法等。由于肝癌一旦发现多在中、晚期，大多已经失去手术机会，所以内科综合治疗在肝癌中、晚期具有很大的意义。

原发性肝癌临床表现主要为肝区疼痛与肝肿大、黄疸、肝硬化征象、全身恶病质、转移灶症状，并发症。

什么是肝硬化

肝硬化是一种常见的由多种原因引起而影响全身的慢性疾病，病理特点为肝细胞变性、坏死与再生，纤维组织增生，使肝脏逐渐变形、变硬，故名肝硬化。

肝硬化以20~50岁男性多见，发病多与病毒性肝炎、嗜酒、某些寄生虫感染有关。按病因分类，肝硬化可分为7类，即：肝炎后肝硬化、血吸虫病肝硬化、酒精性肝硬化、胆汁性肝硬化、循环障碍性肝硬化、代谢障碍性肝硬化以及原因不明的肝硬化等。

据临床研究发现，在肝硬化的病例中，有肝炎或黄疸病史者占4%~12%，在非血吸虫病流行地区，传染性肝炎是形成肝硬化的重要原因之一。

第三节 病因解析，谁在伤害你的心"肝"

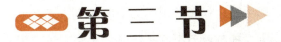

肝炎是由什么病毒引起的

病毒是一种没有细胞形态的微生物，非常微小，它的基本结构由核酸（基因组）和蛋白质组成。病毒只能在活的细胞中繁殖，只有寄生在人体细胞中才能存活。

多种病毒可以引起肝炎，常见的为嗜肝病毒，嗜肝病毒专指能在肝细胞里面复制、定居的病毒，病毒性肝炎常指嗜肝病毒引起的肝炎。目前公认的病毒性肝炎指嗜肝病毒如甲型肝炎病毒、乙型肝炎病毒、丙型肝炎病毒、丁型肝炎病毒、戊型肝炎病毒引起的肝炎。还有一些非嗜肝病毒（不在肝细胞定居、复制）也可以引起肝炎，如巨细胞病毒、EB病毒、柯萨奇病毒、麻疹病毒等。

易导致甲肝发生的环境

调查表明,甲肝病毒在哪个季节流行与它在环境中的存活能力有关。甲肝一年四季均可发病,但以秋冬及早春季节发病率最高,这与秋冬大量上市的水产品有关,如毛蚶、螃蟹等引起的甲肝暴发,都多发于冬春;早春甲肝病例增多,则可能与春节期间人口流动频繁有关。甲肝的流行规律为每 7 年一个循环,并与社会经济状况和人民生活条件有关。

在被传染源污染的环境中,甲肝病毒通常可存活 1 个月。杀灭甲肝病毒并不困难,在 98℃ 的温度下加热 1 分钟、经紫外线照射、用含甲醛或氯的去污剂都可将其灭活。甲肝病毒在水生贝类里能存活 3 个月左右,这是一个很重要的扩散源。在污染严重的水域中,用常规浓度的氯是无法杀灭病毒的;水源清洁,但水管通过的地区被污染,仍可传播病毒。人在病毒潜伏期内不当饮食,如喝生水、吃生贝类等,都会引起甲肝非季节性广泛流行。

 ## 伤肝的罪魁祸首

(1) 病毒感染

常见为 A、B、C、D 型肝炎病毒。各类型肝炎感染的途径不同,造成的损害后果的严重性也不同。

(2) 药物损害

肝脏是重要的解毒器官，药物要经过肝脏的解毒处理才能被吸收利用，因此肝脏最容易遭受药物的损害。滥用药物，甚至无原则地使用保肝药，都会使肝脏增加过多的浓集、转化、解毒、代谢过程，加重肝脏的负担，影响肝功能恢复正常。

(3) 长期不健康饮食习惯

①暴饮暴食。

②营养摄取不均衡。嗜食油炸及高脂肪食物、少食新鲜蔬菜水果，常会造成现代人常见的文明病——脂肪肝。脂肪肝俗称"肝包油"，此种病患常伴有体重过重、体脂肪过高及血脂过高等症状，若能改变饮食习惯、减重及保持规律的作息，一般会有很好的预后效果。

③食入被毒素感染的食物。常见的毒素为存在于花生制品中的黄曲霉毒素及发霉制品中的霉菌等。肝脏不好的人最好少吃臭豆腐、豆腐乳等发酵制品。

④长期食用含有防腐剂、色素、人工甜味剂等添加剂的食物。

⑤饮酒。长期饮酒过度常造成酒精性肝硬化。

(4) 滥用偏方

由于国人对偏方有根深蒂固的"药就是补""有病治病、无病强身"的错误观念，每年因服用来路不明的偏方、秘方或草药，接受不明民俗疗法而引起肝脏衰竭，最后导致死亡的个案都有很多。在人体内大部分的药物皆经肝脏代谢，不适当的服用药物等于毒杀肝细胞。此外"久病成良医"，有些老病号有自行调整药物剂量的习惯，殊不知服用之药物剂量超过安全剂量时会造成肝脏损害，造成"药物性肝炎"。

(5) 暴躁、易怒、压力大及失眠

不良情绪会伤肝甚至致癌。

引发肝炎的乙肝病毒

乙肝病毒是属于 DNA 病毒科、直径为 42 纳米的完整病毒颗粒，也叫 Dane 颗粒，分外壳和核心两部分，外壳含表面抗原和前 S 基因产物，外壳呈直径为 22 纳米的球形与管环形，是病毒的过剩蛋白质。外壳本身无传染性，核心含有环状的双股 DNA，整个核心为核心抗原（HBsAg），e 抗原是核心的断片（HBeAx）。

乙肝病毒并不直接损害肝细胞，肝组织损伤是通过机体免疫反应所引起的。乙肝病毒在感染肝细胞后，可改变肝细胞表面的抗原性，并刺激 T 细胞变成致敏淋巴细胞，体内也相应产生了抗肝细胞膜抗原的自身抗体，它们都会攻击带有病毒的肝细胞，在清除病毒的同时，导致肝细胞破裂、变性和坏死，免疫反应正常的人一般表现为急性黄疸型肝炎，在恢复期有足够的免疫功能清除体内病毒而痊愈。免疫功能过强者可成为重型肝炎，这是因为病毒被消灭的同时，大量肝细胞也被破坏。如果体内特异性细胞免疫和体液免疫均有缺陷，就会导致循环 T 细胞减少，抗-HBs 缺乏，不能完全清除病毒并抑制其复制，并且有部分肝细胞在致敏淋巴细胞作用下不断被破坏，从而使病变持久不愈，形成慢性活动型肝炎。破坏轻微者为慢性迁延型肝炎。如果患者的 T 细胞功能很差，病毒可在细胞内自由出入，持续增殖复制，从而产生大量 HBsAg，但如果肝细胞变性和坏死极轻微，则成为 HBsAg 的携带者。乙型肝炎的发病机理和免疫反应相互交织，错综复杂，因此，预防乙型肝炎的最有效办法，就是了解它的传染源和传播途径。

长期大量饮酒易毒害肝脏

长期大量饮酒，特别是烈性酒，对人体的消化、神经、循环等系统都有严重的危害，尤其对肝脏有直接的毒害作用。其主要原因为肝脏是乙醇（酒精）代谢的重要器官，摄入人体的乙醇95%以上在肝脏内分解代谢。大量乙醇可引起肝细胞发生变性、坏死等一系列病变。据调查，饮酒5年，平均每日饮酒40毫升以上，可导致慢性酒精性肝病；饮酒10年，60%的人可出现酒精性肝纤维化，90%的人发生脂肪肝；饮酒14年以上，可发展成酒精性肝硬化。

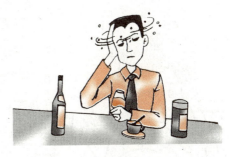

乙醇（酒精）在人体内是怎样经肝脏代谢的呢？乙醇摄入人体后除极少量经呼吸和尿排出外，95%以上仍需在体内分解代谢，而肝脏是乙醇代谢的主要器官。人对乙醇的敏感性（即酒量大小）主要由遗传因素决定。乙醇的代谢需要两种酶——乙醇脱氢酶和乙醛脱氢酶。酒中的乙醇先在乙醇脱氢酶催化下氧化成乙醛，然后在乙醛脱氢酶的参与下进一步氧化成可以被人体吸收的乙酸。乙酸可以被彻底氧化为二氧化碳和水，也可经脱羧反应后进入其他代谢过程。这一系列反应大多数都是在肝脏内进行的。

乙醇在肝内的代谢带来多种不良影响，如刺激脂肪的合成，消耗大量的氧，使肝脏处于缺氧状态，干扰肝细胞腺苷三磷酸（ATP）的产生，影响蛋白质的合成，造成直接损伤，出现肝功能障碍等。

盲目减肥易导致肝病

近年来，肝病患者中出现了很多年轻白领的身影，而导致他们患病的诱因竟是滥用减肥药。因此有关专家提醒，减肥太快容易伤肝，患肝病的概率也会大大增加。

现在的很多女士因为爱美，就擅自加大减肥药的用量，结果瘦得越快，副作用也就越大。因为随意使用减肥药，很可能使患者产生黄疸、肝区不适、腹胀、食欲减退、恶心、乏力、转氨酶增高等肝功能受损的表现。

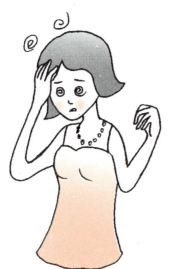

有关专家表示，现在很多减肥药见效快，有些药品还给出"一月减10斤"的承诺。其实这样迅速的减肥对人体是非常没有好处的。不管是通过服药、节食还是运动，这样快速的减轻体重都会对人体构成极大的伤害。一般安全的减肥速度是每个月减少1~2斤，这样就不会对身体造成太大的伤害。

另外，对那些使用减肥药的人而言，定期进行肝功能检测也是非常重要的。因为很多减肥药品都对肝功能有损害，所以定期检查肝功能可以科学地调整减肥药的用量，避免药物性肝损害。

引起肝硬化的因素

引起肝脏硬化的病因有多种,就我国肝硬化的情况而言,主要以病毒性肝炎久治不愈,逐渐纤微化导致肝硬化最为多见。在国外,尤其是欧美发达国家,肝硬化主要是由于饮酒过多所致,一般称其为酒精性肝硬化。以下向读者介绍各种引起肝硬化的原因:

(1) 病毒性肝炎

主要是乙型病毒性肝炎,其次为丙型病毒性肝炎;甲型一般不会发展为肝硬化。

(2) 酒精中毒

长期大量酗酒也是引起肝硬化的主要原因之一,这是由于酒精的中间代谢产物(乙醛),有直接损伤肝细胞的作用,并能降低肝脏对某些毒性物质的抵抗力。另外,酗酒所致的长期营养失调,也是其引起肝硬化的一个诱因。

(3) 工业毒物或药物

如果一个人长期、反复接触某些化学毒物,如四氯化碳、磷、砷等,可引起中毒性肝炎,并最终形成肝硬化。另外,长期服用某些药物,如辛可芬、甲基多巴、四环素等,可引起药物中毒性肝炎或慢性活动性肝炎,最终也可导致肝硬化。其原因在于这些化学毒物或药物,都具有比较严重的肝损害作用。

(4) 胆汁淤积

胆汁由肝细胞分泌后,必须迅速地运送到胆囊中贮存起来。如果胆道堵塞继而使胆汁淤积于肝脏中，高浓度的胆汁酸和胆红素（胆汁的主要成分），会对肝细胞产生很大的毒性作用，可使肝细胞发生变性、坏死，久而久之则发展为肝硬化，此种肝硬化被称为"胆汁性肝硬化"。

（5）血液循环障碍

肝脏中含有极为丰富的血管，如果肝脏的血液循环长期淤滞，最终会演变为瘀血性肝硬化。常见引起肝血淤滞的疾病包括慢性心脏衰竭、心包炎、肝静脉阻塞等。

（6）肠道感染或炎症

一些肠道炎症常引起消化、吸收和营养障碍，以及一些微生物在肠道内产生毒素，经血液循环到达肝脏，可引起肝细胞变性、坏死，发展为肝硬化。

（7）代谢紊乱

由于遗传缺陷或先天缺陷，致使某些物质因代谢障碍而沉积于肝脏，引起肝细胞变性、坏死，逐渐形成肝硬化。例如，血液病时铁沉积于肝内，以及铜代谢障碍而沉积于肝内等，均可致肝硬化。

（8）营养失调

动物实验证实，食物中长期缺乏蛋白质、B族维生素、维生素E和抗脂肝物质（如胆碱）等，会引起肝细胞坏死、脂肪肝，甚至形成营养不良性肝硬化。目前，医学界认为，长期营养失调会降低肝脏对其他致病因素的抵抗力，成为产生肝硬化的诱因。

（9）血吸虫病

血吸虫卵常寄生于肝脏内，虫卵及其分泌的毒性产物可刺激肝脏，引起肝脏内大量结缔组织增生，引起肝脏纤维化而发生硬化病变。此种原因所致的肝硬化在过去十分多见，由于血吸虫病防治工作的进展，现已较少出现因血吸虫而致的肝硬化。

（10）原因不明的因素

在临床上，有些肝硬化患者的发病原因不明确，一时难以肯定，通常称之为"隐原性肝硬化"。

乙型肝炎与年龄、性别、职业的关系

（1）乙肝与年龄的关系

据统计，乙肝的发病率与年龄曲线相一致。4～10岁是发病的第一高峰，20～40岁是发病的第二高峰，40岁以后乙肝的发病率有所下降。

（2）乙肝与性别的关系

乙肝的发病率男多于女。经调查发现，在乙肝表面抗原携带者中，男性多于女性。

（3）乙肝与职业的关系

据统计，中小学生发病率较高，干部、工人、农民的比例相近；城镇居民分散居住者发病率最低；同性恋者和性滥交者乙肝发病率最高；吸毒和药物依赖者发病率亦比常人高；从事血液透析和口腔科工作的人员其乙肝病毒携带率和乙肝发病率比常人高数倍；妓女、囚犯中乙肝病毒标志物的阳性率也达85%以上。

肝癌的主要发病原因

肝癌是肝脏常见的恶性肿瘤，有两种类型：

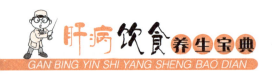

（1）身体其他脏器的癌肿转移到肝脏上，叫转移性肝癌，也叫继发性肝癌。

（2）原发于肝脏的癌肿，叫原发性肝癌。肝癌的病因是多因素的，真正的原因迄今尚不完全清楚。目前认为，肝炎、肝硬化、黄曲霉素、饮水污染等与肝癌的发生关系密切。其他，如酗酒、亚硝胺、性激素、吸烟等也与肝癌的发病有较为密切的关系。

第四节 临床表现，身体的疾病信号

 如何早期发现肝炎

肝炎的症状是多种多样的，而且有轻有重。但只要有肝病的一般知识，对肝炎有警惕性，注意密切观察，早期发现肝炎是完全可以做到的。

在肝炎发病之初，患者多有全身乏力、发热，伴有食欲减退、厌油、恶心、呕吐、上腹不适、腹胀等。因此，当出现上述症状时，就应及时到医院检查肝功能。如果血清ALT升高，临床即可做出肝炎的诊断。如果尿色加深如浓茶样，眼白、皮肤发黄，皮肤发痒，肝功能检查除了ALT升高外，血清胆红素也升高，即可诊断为黄疸型肝炎。当然

第一章 认识肝脏——了解肝病

在肝炎诊断过程中,要注意排除与肝炎症状相似的其他疾病。另外,如果能进一步做病毒方面的抗原及抗体检查,还能明确所患肝炎的类型。

出现黄疸就意味着肝炎吗

黄疸是指高胆红素血症引起皮肤、巩膜和黏膜等组织黄染的现象。正常人血清胆红素小于1 mg/dl(毫克/分升)。当胆红素超过正常范围,但又在2mg/dl以内,肉眼难以察觉,称为隐性黄疸。如胆红素超过2mg/dl(可高达7~8mg/dl)即为显性黄疸。

引起黄疸的原因很多。除了肝炎以外,溶血、胆管阻塞和一些遗传性疾病等都能引起血中胆红素升高,临床上表现出黄疸。所以千万不要一见到黄疸就往肝炎想,一定要到医院检查引起黄疸的原因。

有一些遗传因素也可以造成黄疸。最常见的一种遗传性黄疸叫做"Gilbert综合征",是一种成人期发病的先天性胆红素代谢障碍性黄疸。这种黄疸以间接胆红素升高为主,病人一般没有明显症状。Gilbert综合征是一种良性疾病,在我国有些地区的发病率高达7%,对身体没有什么影响,也不用特殊治疗。

各类肝炎的潜伏期有多长

从肝炎病毒入侵人体后,直到临床最初症状出现以前,这一段时间称为潜伏期。潜伏期随病原体的种类、数量、毒性、人体免疫状态不同而长短不一。甲型病毒性肝炎的潜伏期通常为 15～45 天。乙型病毒性肝炎的潜伏期通常为 6 周～6 个月，一般为 3 个月左右。感染丙型肝炎病毒后潜伏期为 5～12 周，最长可达 30 周，最短为 2 周左右。丁型病毒性肝炎的确切潜伏期尚不明确，但在医学研究中，有人曾将丁肝病毒阳性血液输给乙肝表面抗原携带者，14 天后出现转氨酶增高和类似乙肝的临床表现确定为丁肝潜伏期。戊型病毒性肝炎的潜伏期一般为 40 天左右，最长为 60 天，最短 10 天就可发病，比乙型和丙型肝炎的潜伏期稍短，但比甲型肝炎的潜伏期要长。

乙型肝炎有哪些基本特征

乙型肝炎是由乙肝病毒引起的肝脏炎性损害，是当前流行最广、危害最大的一种传染病。

本病遍及全球，在 HBsAg 携带者中，男性多于女性，儿童多于成人，城市多于农村。传染源主要是患者及乙肝病毒携带者，经血液、性接触和生活密切接触等方式传播。经济发展水平较低、卫生条件较差是本病的流行基础。

(1) 发病时间

易感者感染乙肝病毒后约 3 个月（潜伏期 6 周至 6 个月）发病。

(2) 临床常见症状

表现为乏力、食欲减退、恶心、呕吐、厌油、腹泻及腹胀，部分病例有发热、黄疸，有些患者有出血倾向，如皮下出血、牙龈出血、鼻出血、妇女月经过多等。约有半数的患者起病隐匿，偶然在体检中发现。

第一章 认识肝脏——了解肝病

(3) 生化检查

肝功能异常，血清 HBsAg、乙肝病毒脱氧核糖核酸（HBV-DNA）、脱氧核糖核酸聚合酶（HgV-DNAP）均为阳性。

(4) 本病的转归

少数病程迁延或转为慢性，或发展为肝硬化甚至肝癌。少数病例发展迅猛，肝细胞大片坏死，成为重型肝炎。另一些感染者则成为无症状病毒感染状态。

肝炎患者为何会出现肝区疼痛

肝组织本身不会疼痛，因为它没有痛觉神经，所以患者在做肝脏穿刺或其他原因使肝实质受损时，并不会有疼痛的感觉。但肝区的确会痛，这是为什么呢？原因就在肝脏的包膜上。生物体有自我保护的本能，为了保护肝脏，同时也使肝脏和其他的内脏器官相隔开来，肝脏表面有一层很薄的包膜。这层包膜有丰富的痛觉神经，不管受到什么刺激都会有疼痛的感觉。所以在做肝脏穿刺的时候要打一点麻药，目的是麻醉它外面的包膜，使其失去痛感。发生肝炎时，无论病因是什么，肝组织会因发炎而充血、水肿，使肝脏变得膨大起来，拉紧外层包膜，于是刺激了痛觉神经，疼痛就产生了。医生体检触摸到患者肿大的肝脏时，患者会觉得疼也是这个道理。

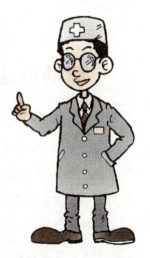

甲型肝炎患者会出现哪些症状

甲型肝炎潜伏期平均约为 30 天，多以发热起病，类似感冒症状，平均发热 3 天左右；常伴随有恶心、呕吐、厌油食等类似胃炎的表现；随之出现尿色深红，皮肤黏膜发黄，粪便颜色变浅等症状。化验检查出现血清胆红素和谷丙转氨酶明显增高。经过治疗，大多数患者可在 3 个月内症状消失，肝功能恢复正常，6 个月内完全治愈。如不是甲肝病毒慢性携带者，极少会出现重型肝炎的情况。甲肝病情一般不因妊娠而加重，也无母婴传播之忧，对胎儿无直接影响。

 ## 脂肪肝患者会出现哪些症状

"脂肪肝"即肝内脂肪变性，是指由各种原因引起的甘油三酯在肝内蓄积过多所导致的病症。需要明确的是，脂肪肝不是一种独立的疾病，它是由多种因素或疾病引起的肝细胞内脂肪过度堆积的代谢性疾病，是肝脏开始转为纤维化和肝硬化的过渡阶段。

人体正常肝组织中的脂类物质一般有三类，即甘油三酯（通常称做脂肪）、磷脂和胆固醇。其中，甘油三酯占 2.0%～3.5%，磷脂约占 2.5%，胆固醇约占 0.3%。当脂肪含量超过肝湿重的 5% 或组织学上单位面积中有 1/3 以上肝细胞脂肪变时，就可确诊是患脂肪肝了。

脂肪肝的三大常见类型为肥胖性脂肪肝、酒精性脂肪肝、糖尿病性脂肪肝。此外，还有营养失调性脂肪肝、药物性脂肪肝、妊娠急性脂肪肝等。轻度脂肪肝几乎没有任何不适，中度或重度脂肪肝则有食欲不振、乏力、恶心、呕吐、腹胀、腹泻、肝区隐痛、左肩及背部酸痛发胀等症状。医生检查可发现肝肿大，少数还有轻度黄疸及蜘蛛痣。检查可有肝功能异常，甘油三酯、胆固醇增高。早期诊断并及时治疗能有效控制脂肪肝进一步发展，使肝内沉积的脂肪消退。

单纯性脂肪肝是疾病的早期阶段，如能早期发现、及时治疗，完全可以痊愈。并且，脂肪肝即使发展为脂肪性肝炎和肝纤维化，经过积极治疗后，肝脏病变仍有可能发生逆转。但是如果任其发展，一旦演变为肝硬化后，即使进行积极治疗，也很难使肝脏恢复正常了。

肝病面容是怎么回事

"肝病面容"主要出现在一些慢性肝炎、肝硬化患者的脸部。主要表现为面部、眼眶周围皮肤晦暗、无光泽，夹杂有钞票纹（毛细血管扩张），是慢性肝炎、肝硬化时的一种体征。

其发生原因至今未明，有人认为可能与下列因素有关：

（1）因肝功能损害，雌激素不能在肝脏代谢灭活，致血中雌激素增多。

（2）皮肤内酪氨酸酶含量增加，使酪氨酸变成黑色素的量升高。

（3）由于部分慢性肝炎、肝硬化患者肾上腺皮质功能低下，使垂体分泌促黑色素细胞增加，此时唇、口腔黏膜等处均有色素沉着。

随着病情的好转及肝功能的改善，肝病面容可以减轻。

肝掌意味着什么

肝掌是肝硬化和慢性肝炎的常见体征。它是指病人手掌边缘出现的许多红色斑点，或红白相间毫无规律的斑块。用玻片或手指压于掌上，随着压力的增加，可见这种红色斑点、斑块消失，手掌皮肤变白；解除压力，则红色又见。有时病人的脚底也有这种改变。肝掌因为发红，也有人称为"朱砂掌"。

正常男女的肾脏上方，各有一个肾上腺。这个腺体会不断地产生雌激素，与机体产生的雄激素保持相对平衡的状态，从而保证机体的正常生理代谢功能。另外，女性卵巢也产生这种激素。这些激素会随着血流周游全身，最后要在肝脏分解灭活。当慢性肝炎或肝硬化时，由于肝功能减退，雌激素的代谢灭活功能会发生不同程度的障碍。久而久之，雌激素在体内积累多了，便刺激毛细动脉充血、扩张，形成了肝掌。

 视力下降意味着肝病吗

中医讲："肝藏血、主筋，开窍于目。"眼睛的位置在全身至高之处，只有气血充足的人，眼睛才能神采奕奕。

凡非外伤引起的视力下降均与肝气血虚有关。中医认为，"人卧则血归于肝。"现在很多人晚上 11 点还不睡觉，有的甚至到午夜 12 点以后，这时正是肝胆经络运行最旺盛的时间，熬夜超过这个时间，必伤及肝胆，视力下降。

（1）喜欢闭目养神表示气血不足，肝功能不好。

（2）昏睡而眼睛微微张开表示脾胃不和。

（3）眼白发黄表示是肝病引起的黄疸现象。

（4）眼睛上的红色斑点表示血液流通不畅。

（5）眼眶周围发黑表示肾阳气不足，水的代谢发生了障碍。

养肝明目最好的食疗是枸杞、当归，单独煮水或炖肉都可以。

肝硬化的早期症状

肝硬化的发病过程与进展过程一般都比较缓慢，病情具有相当的隐匿性。这就造成了肝硬化早期诊断上的困扰。

在肝硬化早期，虽然已有一部分肝脏发生硬化，但由于肝脏具有强大的代偿功能，所以，患者表现出的症状也比较轻微，缺乏特异性，换言之，此时的症状既可以是由肝硬化所引起，也可以是由其他疾病所引起，因而，这些症状仅仅提示肝硬化有可能发生，但不能据此确诊肝硬化。

早期的症状包括：乏力、食欲不振、恶心、腹胀不适、上腹（肝区）隐痛及腹泻。其中，乏力与食欲不振出现较早，而且表现得较为突出。此外需要注意的是，上述症状的出现并不一定是持续的，有时可以间隔一段时间，又重新出现。常常是因为劳累后出现或加重，经休息和治疗后可以得到缓解。

患者在形体上没有特殊表现，用手触摸右肋下缘可以发现肝脏轻度肿大，质地偏硬，可能有压痛，也可能没有压痛。

正是由于肝硬化初期的症状不甚明显，导致许多患者被漏诊，这就给大家一个启示，那就是凡是以前曾患过肝炎，或是有长期酗酒以及其他各种有可能导致肝硬化发生的危险因素者，在出现上述轻微症状后，应立即去医院检查，或是定期到医院检查，以防肝硬化被漏诊。要知道，发现得越早，治疗的效果就越好。

肝炎患者为何常出现疲倦乏力

疲倦乏力是肝炎患者最常见的症状之一，但程度不一，轻者懒动，重者全身软弱无力。引起肝炎患者疲倦乏力的原因除了肝炎病毒引起的病毒血症外，还有食欲不振、厌油、恶心、呕吐等造成的摄入热量减少，加上肝脏炎症，消耗增多，合成减少，导致一些营养素缺乏，特别是B族维生素、维生素E等的缺乏，从而易使肝炎患者感到疲倦乏力。

因此，肝炎患者如果想改善这种症状，休息很重要，并应及时补充各种维生素和热量，多吃富含维生素的蔬菜、水果及高蛋白食物等。

酒精性肝病的症状

酒精性肝病多数无明显症状。曾有一组肝活检显示有酒精性肝病者，仅11%出现肝脏症状，35%有胃肠道症状，而严重肝损伤可以不显示任何症状。患者常以其他系统的临床症状（如消化系统的慢性胃炎、慢性胰腺炎、周围神经炎等）就诊。体检有可能完全正常，也可能发现有肝肿大、黄疸、腹腔积液、蜘蛛痣等。

肝癌的主要症状

肝癌的起病比较隐匿，早期肝癌一般没有任何症状，当患者出现明显的临床症状时，病情往往已属于中晚期。肝癌的典型症状，其首发症状以肝区疼痛最为常见，其次是上腹部包块、乏力、消瘦、原因不明的发热、腹泻、腹痛、右肩酸痛等。

下面是肝癌的一些常见症状：

（1）肝区疼痛

半数以上患者有肝区疼痛，痛处相当于肿瘤的位置，多呈持续性胀痛或钝痛。肝痛是由于肿瘤增长快速，肝包膜被牵拉所引起。如病变侵犯膈，痛可牵涉右肩。癌结节破裂时，可突然引起剧痛，并有腹膜炎症状和体征。如出血量大，则会引起晕厥和休克。

（2）消化道症状

食欲下降、饭后上腹饱胀、恶心等是肝癌常见的消化道症状，其中以食欲减退和腹胀最为常见。腹泻也是肝癌较为常见的消化道症状，发生率较高，易被误认为慢性肠炎。门静脉或肝静脉癌栓所致的门静脉高压及肠功能紊乱可致腹胀、大便次数增多，腹胀亦可因腹水所致。胃肠功能紊乱还可导致消化不良、嗳气、恶心等症状。

（3）消瘦乏力

肝癌患者常较其他肿瘤患者更感乏力，此与慢性肝炎患者相似。乏力的原因不明，可能由于消化功能紊乱、营养吸收障碍导致能量不足，或肝细胞受损，肝功能下降，使得代谢障碍、某些毒素不能及时消灭，或由于肝癌组织坏死释放有毒物质。消瘦也是肝癌患者的常见症状，它是由于肝功能受损、消化吸收功能下降所致。随着病情的发展，消瘦程度可加重，严重时出现恶病质。

（4）下肢水肿

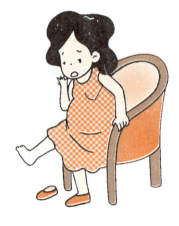

肝癌伴腹腔积液的患者，常有下肢水肿，轻者发生在踝部，严重者可蔓延至整个下肢。临床上曾见到有的患者下肢高度水肿，水液能从大腿皮肤渗出。造成下肢水肿的主要原因是腹水压迫下肢静脉或癌栓阻塞，使静脉回流受阻。轻度水肿亦可因血浆白蛋白过低所致。

（5）出汗、发热

许多肝癌患者会出现出汗、发热症状。多数发热为中低度发热，少数患者可为高热，在39℃以上，一般不伴有寒战。肝癌的发热多为癌性热，这是因为肿瘤组织坏死后释放致热原进入血液循环所致。肿瘤患者由于抵抗力低下，很容易合并感染，亦可出现发热，与肝癌的癌性发热有时不易区别，需结合血象并观察抗菌治疗是否有效才能判定。

（6）出血倾向

肝癌患者常有皮下淤斑、牙龈出血等倾向，主要是由于肝功能受损、凝血功能异常所致，它在肝癌合并肝硬化的患者中尤为多见。消化道出血较为常见，主要是由于门静脉高压导致食管胃底静脉曲张所致。事实上，消化道出血也是导致肝癌患者死亡的主要原因。

第五节 病情诊断,揭开肝病真面目

常见肝功能检查的项目

常见的肝功能检查包括肝脏酶学检查,血清总胆红素、直接胆红素及间接胆红素测定,血清总蛋白、白蛋白、球蛋白测定等。

常见的肝脏酶学检查项目有:丙氨酸氨基转移酶(ALT)、天门冬氨酸氨基转移酶(AST)、γ-谷氨酰转移酶(γ-GT 或 GGT)、碱性磷酸酶(ALP 或 AKP)、胆碱酯酶(CHE)等。各自代表的意义是:①ALT 与 AST(就是大家常说的转氨酶)是肝细胞损害的标志性指征。二者升高说明肝细胞受损。轻、中度损伤以 ALT 升高为主,重度损伤 AST 升高明显。因 AST 半衰期较 ALT 短,因此常常是 ALT 高于 AST。②γ-GT 与 ALP 这两种酶升高提示胆汁排泄受阻。胆汁淤积,提示肝脏功能受损且伴有毛细胆管损害。③胆碱酯酶(CHE):此酶反应肝脏的合成能力,肝实质损害致肝功能不全时 CHE 降低,晚期肝硬化或肝衰竭时显著降低。

血清总胆红素包括直接胆红素与间接胆红素。血清中的胆红素大部分由衰老红细胞被破坏后产生出来的血红蛋白衍化而成,在肝内经过葡

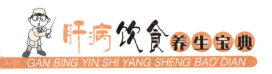

萄糖醛酸化的叫做直接胆红素，未在肝内经过葡萄糖醛酸化的叫做间接胆红素。胆红素升高亦提示肝脏细胞受损后肝脏排泄功能低下。血清总胆红素的升高会出现黄疸，常见于急慢性肝炎、肝硬化、药物性与酒精性肝炎等。

肝脏合成人体90%以上的蛋白质及全部白蛋白，部分球蛋白也由肝脏合成。因此测定血清白蛋白能够反映肝脏的合成功能。肝细胞严重受损时合成功能下降，白蛋白低下，尤其是失代偿期肝硬化或重型肝炎患者白蛋白进行性下降，提示患者预后较差。长期慢性炎症反应使球蛋白升高。因此白蛋白与球蛋白比值下降，谓之"白/球比例倒置"，是慢性肝炎或肝硬化常见的结果。

肝炎抽血查什么

肝炎患者抽血检查的项目主要有：

（1）血清黄疸指数及胆红素定量

肝脏可以制造和排泄胆汁，当肝细胞受损时，胆汁逆流入血造成血清胆红素含量升高。此项检查可以反映黄疸的有无、程度和性质。

（2）血清丙氨酸氨基转移酶（ALT）活力测定

肝脏中此酶浓度比血中高1万倍。当肝脏病变时，肝细胞膜的通透性增加，肝脏转氨酶释放入血，使血清ALT含量升高。此酶升高的幅度常可反映肝细胞的损伤程度。

（3）血清总蛋白、白/球蛋白比值测定

这类蛋白质由肝脏合成和代谢，当患急、慢性肝炎时，可出现白蛋

白合成减少，球蛋白无变化或增多，总蛋白量正常或降低，白/球蛋白比值改变或倒置。

（4）麝香草酚浊度试验（TIT）

这是肝脏蛋白代谢紊乱的一种定性试验。肝病患者的血清与麝香草酚巴比妥缓冲液试剂混合后即可出现混浊。通过对混浊程度与事先备好的标准混浊试管进行比较，可测出其混浊程度。其混浊程度与肝损伤程度呈正相关。急性肝炎早期该试验可出现阳性，恢复期转为阴性。持续阳性是向慢性转化的指征。慢性活动性肝炎及肝硬化活动期均可为阳性，静止期可下降或接近正常。

目前大医院均已用蛋白电泳测定取代该项检验，但农村和基层医院仍在沿用该项检验作为常规肝功能指标之一。

皮肤和血管变化进行肝病自我诊断

随着肝脏的病理性改变，常会出现一些皮肤和血管方面的变化，患者可通过观察皮肤和血管症状掌握自身的病情，对症医治。主要的皮肤和血管改变包括以下几种：

（1）皮肤橙黄色，常见于重度肝炎。

（2）皮肤黄绿色或褐绿色，常为肝内胆汁淤积，肝内或肝外胆道梗阻所致。

（3）皮肤黄染并进行性加深，多为胰头癌、胆道系统癌肿或原发性肝癌。

（4）皮肤色素加深，面色发黑，尤以眼眶周围明显。这是由肝脏

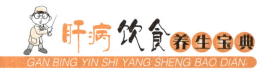

病变引起的黑色素代谢障碍所致。

（5）腹壁静脉曲张。正常人一般看不到腹壁静脉，或者只隐约可见。但当肝脏发生疾患时，由于腹部静脉回流阻力增大，会发生瘀血而导致静脉曲张，可见以脐为中心向四周放射状延伸的静脉，严重时可伴有腹壁水肿，出现皮肤紧绷。

（6）蜘蛛痣。由皮肤小动脉末端分支扩张所形成的血管痣，常见于颜面、颈部、前胸、手背和肩部等处。其特征是，有一中心点，周围有辐射状扩张的毛细血管，呈鲜红色，大小不一，形似蜘蛛，故称蜘蛛痣，中医称为蟹爪。当用细棒一端压迫痣中心时，全痣消失，放开后又会出现，可凭这一点与其他血管痣相区别。据统计，在男性体表有蜘蛛痣者中，85%的人可能有不同程度的肝脏组织病变，其中约30%为肝硬化。

（7）手掌出现红斑，特别是掌心两侧边缘的大、小鱼际肌及指末端最明显，其特点是加压时退色，减压时又出现。这多是急、慢性肝炎及肝硬化的特异性表现，医学上称其为肝掌。一般认为，蜘蛛痣和肝掌的发生与人体内性激素增高有关。患肝病时体内分泌的性激素不能及时有效地降解与灭活，从而导致体表小动脉充血、扩张。

当出现上述一种或多种皮肤和血管表现且原因不明时，应及时到医院检查是否患有肝脏疾病。

化验能否确定是何种肝炎

通过检测相应的病毒抗原或抗体基本能够确定患有何种类型的肝炎，尤其是已知的病毒性肝炎是可以通过相关检测查出来的。甲型肝炎

IgM 抗体阳性提示感染甲肝病毒，通过测定乙肝"两对半"来明确有无乙肝病毒感染，丙型肝炎病毒（HCV）抗体及 HCV-RNA 的检测对明确是否为丙型肝炎有决定性意义，戊型肝炎抗体 IgM 检测阳性提示戊肝现症感染；丁型肝炎病毒必须依赖于乙型肝炎的存在而存在，无乙型肝炎时不考虑丁型肝炎的存在。当慢性乙型肝炎或乙肝携带者病情突然加重时需考虑重叠感染丁型肝炎病毒。此外，约 10%～20% 的病毒性肝炎检测不到病毒指标，称为未分型肝炎，亦可能有急、慢性两种可能。随着检测技术的发展将来会逐渐检测出来。

如何看肝功能化验报告单

肝功能试验种类较多，各种试验只能反映肝脏功能的某一侧面，因此在看肝功能化验报告单时要注意综合分析与评价。

（1）血清蛋白

当肝脏发生病变时，总蛋白（TP）可降低，白蛋白（A）与球蛋白（G）的含量会发生改变（大多是白蛋白减少而球蛋白增高），白/球蛋白比值（A/G）变小，甚至倒置。

（2）麝香草酚浊度试验（TIT）

本指标增高常提示急、慢性肝脏损害，但血脂高的患者可出现假阳性。

（3）ALT 与 AST

测定两者血中活性增高值，能反映肝细胞损害和坏死的程度，是病毒性肝炎最敏感的肝功能检验指标。其中 ALT 对病毒性肝炎的诊断特异性较 AST 更有价值。

（4）血清胆红素

包括总胆红素、1 分钟胆红素和间接胆红素。任何类型的黄疸均有胆红素增高，该指标能准确反映黄疸的程度。1 分钟胆红素和间接胆红素对黄疸的鉴别有重要的价值。

（5）碱性磷酸酶（ALP）

本指标的测定对鉴别梗阻性黄疸和肝细胞性黄疸有一定意义。该指标如明显增高对诊断肝内占位性疾病有帮助。

肝病的 B 超检查

B 超对于病毒性肝炎缺乏特异性诊断作用，只具备一定的辅助性诊断意义。临床已确诊的病毒性肝炎患者没有必要做常规 B 超检查。但是，对怀疑早期肝硬化、肝癌或单纯性肝、胆、胰、肾新生物和占位性病变者，B 超则具有较特异的鉴别意义。

肝病的 CT 检查

CT 有较高的分辨能力，能够清楚地显示出肝内占位性病变，以及原发和转移肿瘤的生长方式、形态、轮廓、钙化、出血、坏死、囊变、血运情况，在注射造影剂的情况下甚至可以发现 1 厘米左右的早期肝癌病灶。CT 还可以用于鉴别黄疸患者的症状是属于外科性的还是内科性的。因此，CT 检查并不属于肝炎患者的常规检查，只有在慢性肝炎、肝硬化患者需要排除早期癌变可能性和鉴别黄疸性质时才有必要进行 CT 检查。

肝病的胃镜检查

肝病患者的胃镜检查必不可少。胃镜检查可直接观察上消化道疾病管腔内黏膜的变化，准确判断食管、胃及十二指肠的病变情况。

慢性肝炎患者，胃镜检查异常率达 85%～90%，主要病变为浅表性胃炎、慢性增生性胃炎、糜烂性胃炎或萎缩性胃炎、球部溃疡、幽门溃疡、复合溃疡和炎症等；临床主要表现为上腹部不适、反酸、嗳气、刷牙时恶心、时有呕吐、呃逆、震水音、喜按、胃痉挛等消化道症状或体征。

肝硬化患者食管—胃底静脉曲张一旦破裂往往造成致命的大出血，胃镜检查可以准确判断食管—胃底静脉曲张的程度，科学准确地判断近期是否有出血的可能并及时处理，一旦发生上消化道大出血，内科治疗往往难以止血，而胃镜下止血成功率高达 90% 以上，在胃镜下进行硬化剂治疗和结扎术可在最短的时间内使静脉喷射出血或渗血即刻停止，血管回缩、曲张程度减轻至消失，减少出血次数并避免近期再次出血。

两对半检查有何意义

HBsAg 于 1963 年在澳大利亚土著人血液中首先发现，因此曾被称为澳大利亚抗原(即"澳抗")。在感染乙肝病毒1~2个月后出现于血清中,可维持数周、数月、数年或终生。其阳性表示肝脏中有乙肝病毒存在,故常被用来作为传染性的标志之一。抗-HBs 是一种保护性抗体,其阳性表明机体具有一定的免疫力。HBeAg 是病毒颗粒的核心部分,由感染的肝细胞分泌进入血液,其阳性表示病毒复制活跃、传染性强。抗-HBe 是 e 抗原相对应的抗体,但它不是保护性抗体,出现于急性感染的恢复期或是"小三阳"的慢性携带者中。抗-HBc 也不是保护性抗体,其阳性提示机体感染过 HBV。

两对半的检查有助于我们明确有无乙型肝炎及乙肝病毒活动的情况。

所谓"两对半"即乙肝五项,包括乙肝病毒表面抗原(HBsAg)、乙肝病毒表面抗体(抗-HBs)、乙肝病毒 e 抗原(HBeAg)、乙肝病毒 e 抗体(抗-HBe)、乙肝病毒核心抗体(抗-HBc)。

甲胎蛋白诊断肝癌的标准

测试甲胎蛋白(AFP)的意义在于能对肝癌做出定性诊断。全国肝癌研究防治协作会议拟定的甲胎蛋白诊断肝癌的标准为:"对流电泳法阳性或放射免疫法 $\geqslant 400\mu g/L$,持续 4 周,并排除妊娠、活动性肝病及生殖腺胚胎源性肿瘤。"按此标准对肝癌进行定性诊断,其准确率极高。若 AFP 高于正常值($20\mu gS/L < AFP < 400\mu g/L$),则必须进一步做检查,并密切随访。大多数小肝癌病例都是在这组患者中筛选出来的。

甲胎蛋白(AFP)阳性并不一定都是肝癌。因为很多情况下均可出现 AFP 阳性。如慢性活动性肝炎、新生儿时期任何原因引起的肝脏病变、源于卵囊器官的肿瘤、生殖系统肿瘤、妊娠妇女等均可出现 AFP 阳性，但其阳性多为一过性的、低水平的，极少大于 400μg/L。

此外，甲胎蛋白（AFP）阴性也不能绝对排除肝癌。因为 AFP 的阳性率一般只有 60%～70%，大约 1/3 的肝癌患者 AFP 呈阴性，这部分患者的 AFP 目前还无法测出。

肝炎的心电图检查

病毒性肝炎患者，特别是急性期患者心电图检查出现异常的概率较高，约为 50%～80%，其中尤以乙肝患者最为常见。

肝炎患者出现异常心电图表现多数为心脏节律、传导系统与心肌炎性改变，表现为窦性心动过缓或过速、P-R 间期延长、异常 QRS 波和 T 波等。但从临床实践来看，病毒性肝炎有意义的心电图变化多见于电解质紊乱，如低血钾、高血钾、低血钠、低血钙等变化，这时多需立即纠正。

另据报道，心电图变化可能与血清胆红素浓度增高、血清蛋白下降、白/球蛋白比值改变、丁球蛋白的上升等有关；还可能与肝炎病毒直接侵犯心肌或胆囊反射性刺激心脏的迷走神经，以及内分泌激素、电解质紊乱等有关。

心电图的异常改变多随肝炎的康复而消失，但严重的心律失常、传导阻滞、电解质紊乱等心电图改变，需及时给予治疗，否则易出现严重后果。

如何做肝穿刺检查

肝穿刺既是一种检查方法,也是一种治疗手段。当临床遇到一些难以诊断的肝脏疾患时,应考虑做肝穿刺检查。如疑为肝炎而难以确诊者,或有必要进行病理检查协助分型者;长期低热并经全面检查已排除患其他疾病的可能性,疑为肝病所致者;肝肿大或脾肿大原因不明者,或必须与肝结核、脂肪肝等病症相区别者;病毒性与药物性所致肝损害原因不明者。另外,肝脓肿患者可通过肝穿刺抽出脓液,同时还可通过肝穿刺针注入药物治疗,从而使患者免受手术之苦。

部分患者肝穿刺后会有短暂的肝区疼痛或肝穿刺部位疼痛,但一般反应轻微,24小时内可自行缓解。如果患者有出血倾向或其他禁忌症时,则应慎做肝穿刺检查。

另外需要注意的是,肝穿刺的确诊率只有70%~85%,这是因为肝穿刺所抽取的肝组织很少,而大多数肝病组织病变很少呈均一性,肝脏各个部位的损害也有所不同。因此,一定要根据自身病情判断是否有必要进行肝穿刺检查。

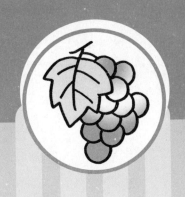
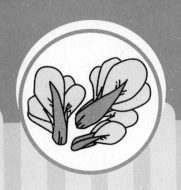

第二章　饮食调理

——吃出健康凸显美丽

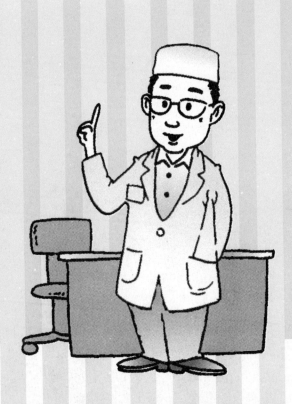

第二章 饮食调理——吃出健康凸显美丽

第一节
养肝的饮食原则

 食疗，肝病调养的根本

食疗是人体自我调理最基本的措施，它对人体的调节作用具体表现在以下方面：

（1）食疗可改善人体各器官的功能

食物是人体日常生活所必需的，它对人体的某种器官发挥一定的作用。如米面均有补脾和胃之功；黑芝麻有补血、生津、润肠、乌发等作用；荔枝能补气养血、益人颜色，还能增强神经系统的功能等。

（2）食物是人体生命活动的物质基础

现代观点认为，如能针对自身疾病和营养情况选择补充食品，往往胜过吃药。如吃麦麸能防治脚气病；吃海带、昆布防治甲状腺肿大，吃新鲜蔬菜水果防治坏血病，吃动物肝脏防治夜盲症等。

（3）食疗得法可维持人体生理平衡

食物有酸、甜、苦、辣、咸五味，寒、热、温、凉四气。热性疾病可用梨汁、藕叶、西瓜汁来清热并利尿；腹胀、咽喉痛可用萝卜、甘草来防治。一切虚寒之体可用葱、姜、红糖饮温中散寒；用辣椒、生姜温中健胃；胡椒、茴香治胃寒腹痛。一般认为，米、面、肉、蛋多属酸性食物，蔬菜、水果以碱性居多，适当调理有利于人体代谢的酸碱平衡。

（4）食疗可调理有病的机体

肝病患者或兼有高血压、动脉硬化、肥胖的人应少食动物脂肪，食用肉类时宜用鱼、虾、瘦肉；平素兼有脾胃虚弱的人可多吃白扁豆和豆制品，因为这类食品暖脾胃、除湿热，且富含蛋白质，可调节并增强消化系统的功能。了解每种食品的基本营养成分和性味作用，用食平疴、怡情遣病，是自我疗养中最高明的"医道"。

养成以素为主，饭吃八分饱的习惯

肝脏中脂肪增多的原因除摄入酒精过多外，还包括酶不足、激素障碍、营养不足、药物中毒等原因，但在实际生活中最多的原因则是吃得太多导致的营养过剩。养成"以素为主，饭吃八分饱"的饮食习惯能防止由于营养过剩引起的脂肪肝。

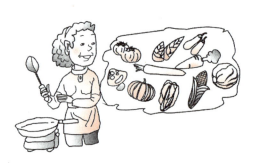

为什么吃得过多会引发脂肪肝呢？其实这与长年的饮食习惯有关。一般人饮食的习惯受家庭的影响，大体在20岁左右形成。饮食习惯中最重要的一个因素就是食量。人一到中年以后不需要像年轻时那么多的热量，但由于保持着原来的饮食习惯，

第二章 饮食调理——吃出健康凸显美丽

每顿饭都吃得饱饱的,结果剩下的热量就转化成了脂肪,堆积到皮下和肝脏里。

脂肪肝的饮食调养原则

饮食调养是脂肪肝患者的基本治疗措施。通过合理改变膳食种类及数量,既能保证儿童及青少年患者的正常生长发育,维持成年患者正常体力和生理功能,又能最大限度地使脂肪肝及基础疾病得到有效控制。因此,饮食调养既是治疗手段,也是预防脂肪肝进一步恶化的重要措施。脂肪肝患者的饮食调养原则如下:

(1) 合理控制热能摄入量

糖类、蛋白质和脂肪为食物中的能量来源,其需要量要根据患者的年龄、性别、体重和劳动程度而定。能量摄入量不足,就无法保证儿童、青少年正常的生长发育及维持成年人的正常体力和生理功能,而摄入过高能量会使患者体重增加,脂肪合成增多,从而加速肝细胞脂肪变性。因此,合理控制每日能量的摄入量,对治疗脂肪肝十分重要。

(2) 增加蛋白质供给量

高蛋白膳食可避免体内蛋白质消耗,有利于肝细胞的修复和再生。蛋白质中的许多氨基酸都有抗脂肪肝作用。高蛋白提供胆碱、蛋氨酸等抗脂肪因子,使肝内脂肪结合成脂蛋白,有利于将其顺利运出肝脏,防止肝内脂肪浸润。因此,脂肪肝患者应适量增加蛋白质供应量,按每日每千克体重1.5~1.8克供给或每日总摄入量90~120克为宜,其中优质蛋白应占35%以上。供给蛋白质的食物可选用瘦肉类、鱼虾类、牛奶、鸡蛋清及少油豆制品等。

（3）适量糖类饮食，限制单糖和双糖的摄入

高糖类，尤其是高蔗糖营养，可增加胰岛素分泌，促进糖转化为脂肪，较易诱发肥胖、脂肪肝、高血脂症及龋齿等。脂肪肝患者应摄入低糖食品，禁食富含单糖和双糖的食品，如高糖糕点、干枣、糖果及冰淇淋等。一般人需糖量为每日每千克体重2～4克。糖类的主要来源为米、面等主食。

（4）限制脂肪摄入

脂肪中的必需脂肪酸参与磷脂的合成，能使脂肪从肝脏中顺利运出，对预防脂肪肝有利。但食入过高的脂肪可使热能增高，不利于改善病情。因此，应供给适量脂肪，每日40～50克为宜。烹调用油应使用植物油，植物油不含胆固醇，而所含谷固醇、豆固醇和必需脂肪酸都有较好的去脂作用，可阻止或消除肝细胞的脂肪变性，对于治疗脂肪肝有利。对含胆固醇高的食物，如动物肝脏、鱼子、蛋黄、脑髓等，应适当限制。

（5）补充维生素

患肝病时肝脏贮存维生素能力降低，如不及时补充，就会引起体内维生素缺乏。为了保护肝细胞和防止毒素对肝细胞的损害，脂肪肝患者应多食富含各种维生素的食物，如新鲜蔬菜、水果、菌藻类等。

（6）补充微量元素硒

硒与维生素E联用，有调节血脂代谢，阻止脂肪肝形成及提高机体氧化能力的作用，对高血脂症也有一定的防治作用。动物性食物如肝、肾、肉、蛋和海产品等都含有丰富的硒。

第二章 饮食调理——吃出健康凸显美丽

(7) 增加膳食纤维摄入量

膳食纤维可促进肠道蠕动,有利于排便;它与胆汁酸结合,增加粪便中胆盐的排出量,有降低血脂和胆固醇的作用;它可降低糖尿空腹血糖水平,改善糖耐量曲线,还可增加饱腹感,防止饮食过量,有利于控制患者的饮食。脂肪肝患者的膳食纤维摄入量可从每日20~25克增至40~60克。膳食纤维的主要来源为粗杂粮、干豆类、海带、蔬菜和水果等。

 肝病患者的饮食烹调原则

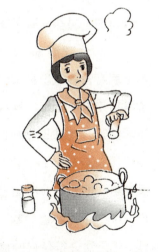

烹调技术直接影响食品的营养成分,因此不同的食品有不同的烹调要求。如肉类食品的烹调一般有红烧、清炖和快炒三种。但从保存食品维生素的角度看,清炖瘦猪肉时,维生素B_1被破坏60%~65%;急火蒸时维生素B_1损失约45%,而炒肉时损失仅为13%,因此荤菜尽量采用急火快炒的方法。至于蔬菜则要先洗后切,切后尽快下锅,同样急火快炒,炒时可加些肉汤或淀粉,使色香味美,而且对蔬菜中的维生素C有稳定作用。骨头做汤时应设法敲碎并加少许醋,可以促进钙、磷的溶解、吸收。

做主食时,也应根据不同类别选择合适的方法。如搓洗可使大米中的B族维生素损失1/4;米饭先煮后蒸则可使B族维生素损失约50%。

用75%的玉米面加25%的黄豆面蒸窝窝头,可减少维生素A、维生素B_2的损失。菜汤、面条汤、饺子汤中含有食物30%～40%的水溶性维生素,因此适当喝汤并不是小题大做。另外油炸食品宜少吃,因为其中的维生素A几乎都被破坏了,而且脂肪加热到500～600℃时,会产生致癌烃,长期多量吃油炸食品者容易患癌症。

饮食合理,肝癌患者的饮食原则

肝癌在消化肿瘤中恶性程度高、进展快,一旦确诊,就要采取积极的治疗手段,尽早地手术治疗,并采取化疗。无论是术前还是术后都要加强营养,减少机体的能量消耗。肝癌患者的饮食调养如下:

(1)合理饮食。肝癌患者能量消耗较大,必须保证充足的营养。衡量患者营养状况的好坏,最简单的方法就是能否维持体重。而要使体重维持正常的水平,最好的办法就是要保持平衡膳食,要求患者应多食新鲜蔬菜,尤其是绿叶蔬菜。

(2)合理忌口。忌口是指疾病期间对某些食物的禁忌,是食疗的重要组成部分,对肿瘤患者的治疗和康复具有重要意义。有人忌肉类食物,说"饿死肿瘤细胞",结果忌口后患者日渐消瘦,体质一日不如一日,也无法进行任何肿瘤的治疗。而有的人则认为不用忌口,什么都可以吃,结果吃了很多肉食类食物,引起消化不良、腹泻,甚至加速肿瘤复发等。所以说,忌口应科学合理,因病、因季节、因人而宜,消化道肿瘤饮食宜清淡,肝癌患者忌燥热伤阴之品。

(3)多吃抗癌食品。在粮食上应为粗细搭配,少吃细粮,多吃粗粮、杂粮，如燕麦、荞麦、小米和豆类等；多吃新鲜蔬菜、水果，特别是含有丰富食物纤维的胡萝卜素、维生素 C、维生素 E 及 B 族维生素，每天进食蔬菜量为 400～500 克，水果 200 克。大量吃蔬菜、水果的人比少吃的人患癌症的机会要少 50%。现在营养学家对蔬菜、水果中所含的各类抗癌、治癌的物质，不仅是注意其中各类营养素，而且研究发现了很多有抗癌作用的植物化学物质，如异鹰爪豆碱、萝卜硫素等。这些物质比纤维素防癌、抗癌效果更好，而且比维生素稳定，在烹饪过程中不易被破坏。

（4）对手术前后的患者，除注意增加蛋白质的供给外，还应增加上述营养素的供给。在放疗、化疗期间，更应增加蛋白质、胡萝卜素、维生素 E、维生素 C 和硒的补充，以减少放疗、化疗的不良反应。

（5）在肝癌发病区可通过补充硒进行预防，每天供给硒 0.1～0.2 毫克。

（6）维生素 B_2 是肝脏中的重要辅酶，能促进肝细胞的正常代谢，维持正常的生理功能，维生素 B_2 缺乏时易诱发肝癌。故应增加维生素 B_2 的供给，每日的供给量宜为 3～5 毫克。

荤素搭配，取长补短

想要养肝护肝者，提倡荤素搭配，取长补短。素食多是水果、蔬菜类，属碱性食物；而荤食系肉、蛋、鱼类，常使血液呈酸性。人体血液的 pH 值要保持在 7.4，必须荤素搭配才能使酸碱度保持平衡。荤食多了，血管脂肪沉积，变硬变脆，易患高血压、心脏病、脂肪肝；素食则

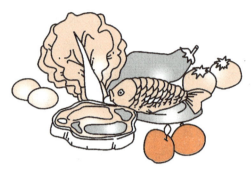

可清除胆固醇在血管壁的沉积。荤食与素食的营养价值各有所长，荤食的最大特点是含有人体必需的氨基酸和优质蛋白质；而素食中的植物蛋白质除大豆及豆制品外，其他所含必需氨基酸都不完全，蛋白质质量亦较差。此外，动物性食物比植物性食物富含钙、磷，容易被人体吸收，鱼、肝、蛋类含有素食中缺少的维生素A和维生素D；而素食中的维生素C和萝卜素则是荤食中缺乏的，素食中的粗纤维素很丰富，可促进肠蠕动，因此，只吃荤食则很易造成习惯性便秘。由此可见，两者各有所长，又各有所短。特别是肝炎患者更应注意荤食素食搭配，取长补短，才有利于康复。

少吃油腻煎炸之品

　　按现代医学的观点，肝炎患者多吃油腻煎炸等高脂肪食物，可引起消化功能减弱，易致吸收不良性脂肪泻；此外，过剩的脂肪沉积于肝脏，则形成脂肪肝，可致肝功能不良迁延不愈。如长期吃油腻煎炸之品，体重剧增，出现肥胖，多有气虚、淤滞症状；加上煎炸断裂的脂肪链可产生致癌的化学物质，导致肝硬化，甚至向癌症过渡。因此，肝炎患者应保持膳食以植物性食物或清淡饮食为主，动物性食物为辅，热能来源按中国人的特点仍以粮食为主。在晚餐时切忌多油、多肉，少吃花生米或高蛋白的火锅类食物。

慢性肝病的饮食指南

肝病患者宜提倡荤素搭配，饮食平衡、科学饮食。荤食多指畜、禽、鱼、蛋、奶，素食多指粮谷、豆类、薯类、蔬菜、水果、菌藻类。荤食含人体必需的氨基酸和优质蛋白质，并利于身体的消化、吸收和利用，也能促进肝细胞的修复和维护健康。荤食含丰富的钙、磷、铁，且钙、磷易消化吸收，同时含脂肪和胆固醇及必需脂肪酸，有利于脂溶性维生素 A、维生素 D 的吸收，有利于患肝病的小儿生长发育，也可使患肝病的老人减少骨质疏松及眼疾的发生。素食是我国居民的主食及热量的主要来源，充足的热量可以减少体蛋白的分解，同时提供丰富的 B 族维生素，增加糖的代谢，供给维生素 C，增强肝脏的解毒功能，促进铁的吸收。素食含丰富的膳食纤维，可以增强胆固醇的代谢，减少冠心病、高脂血症、脂肪肝的发生，膳食纤维还可以促进肠的蠕动，减少便秘及便秘引起肝病的毒性反应。另一方面，荤食可使体液偏酸性，使血管壁脂肪沉积，血管变硬、变脆，易患高血压、心脏病、脂肪肝，素食可使体液偏碱性，易出现低蛋白性营养不良，不利于肝病的恢复。最好的办法是荤食、素食搭配食用，使体液保持在 pH 值 7.4 左右，达到酸碱平衡；荤素共吃，动植物蛋白质相互补充，使蛋白质充分利用，达到蛋白质的平衡。

总之，荤食、素食各有所长，又各有所短。肝脏患者应注意荤素搭配，取长补短，达到平衡，才有利于肝病的康复。

一般饮食烹调的营养要求，也同样适用于肝病患者，是肝病患者饭菜合理烹调的基本原则。

（1）肝病患者烹调肉类时可尽量采用急火快炒的方法，这样可以较多地保留其中的营养成分。

（2）蔬菜要先洗后切，切后尽快下锅，同样用急火快炒，炒时加些肉汤或淀粉，对蔬菜中的维生素C具有稳定作用。用骨头做汤时，设法敲碎并加少许醋，可促进钙、磷的吸收。

（3）淘米不要搓洗。在做主食时，淘米搓洗可使大米中的B族维生素损失25%。

（4）煮稀饭不要加碱，否则可使B族维生素全部破坏。

（5）用75%玉米面加25%黄豆面蒸窝窝头，可减少维生素B_1、维生素B_2的损失。

另外，提倡肝病患者多喝汤，因为菜汤、面条汤、饺子汤中含有30%~40%的水溶性维生素，但不要喝太多肉汤。

慢性肝炎患者配餐遵循：

（1）高蛋白低脂肪。

（2）适量的碳水化合物，不要食糖过多，因过多可以导致脂肪肝的发生。

（3）应该补充丰富的维生素。

肝病患者吃水果的六种方法

肝病患者每天适当吃点水果有益健康，但要注意以下6点：

（1）吃水果要适量

吃得过多会加重消化道的负担，导致消化和吸收障碍。如橘子吃多了，容易上火；梨吃多了，会伤脾胃；柿子吃多了，大便会干燥。

（2）水果要新鲜

新鲜水果含大量维生素C等，有护肝作用，而腐败的水果会产生有害物质，加重肝脏负担，并损害肝脏。

（3）水果须熟透

太生的水果对胃肠有刺激作用，如未熟透的葡萄、苹果中含有较多的酸类，在人体里不容易被完全氧化。

（4）细嚼慢咽

细嚼慢咽便于消化、吸收。肝硬化患者更应注意，以免诱发消化道出血。

（5）要有所选择

一般患者可食用性味苦、平、凉的水果，如苹果、葡萄、梨子、石榴等。但脾胃虚寒泄泻者，宜吃荔枝、山楂、大枣，不宜吃香蕉、柿子、甘蔗。脾胃虚寒者，冬天吃水果时最好去皮后用开水温一下。肝硬化腹水需利尿者，宜吃含钾较高的有利尿功效的水果，如柑橘、梅子、椰子、香蕉等。肝气郁结者宜吃金橘、橘饼等。

（6）水果要洗净

因水果表皮有残遗农药、催化剂，对人体有害。

（7）要结合自身病情

肝硬化、肝腹水、肝炎急性期等病情较严重时不宜吃生冷瓜果。

第二节 养肝的营养素

卵磷脂

肝脏能合成少量的卵磷脂,但由于肝脏在储存能量,排泄废物,供应体内某些重要的酶等作用,需要消耗大量的卵磷脂,如果人体内缺乏卵磷脂,酒精和高胆固醇很容易导致脂肪肝和肝炎及肝硬化的发生。

卵磷脂有解酒和乳化作用,可以充分保护肝细胞,同时还可以促进肝细胞的活化和再生,增强肝功能。因此,日常饮食中,合理补充卵磷脂能有效降低酒精性肝硬化,脂肪肝等疾病的患病率。

牛黄酸

牛黄酸又称β-氨基乙磺酸,最早由牛黄中分离出来。纯品为无色或白色斜状晶体,无臭,牛磺酸化学性质稳定,不溶于乙醚等有机溶剂,是一种含硫的非蛋白氨基酸,在体内以游离状态存在,不参与体内蛋白的生物合成。

临床实验表明,肝脏中牛磺酸的作用是与胆汁酸结合形成牛黄胆酸的,牛磺胆酸对消化道中的脂类的吸收是必需的,牛磺胆酸能增加脂质和胆固醇的溶解,解除胆汁阻塞,降低某些游离胆汁酸的细胞毒性,抑制胆固醇结石的形成,增加胆汁流量。

另外,牛磺酸是存在于人体内的一种必需氨基酸,还存在于人体所有的组织器官中,其总量约占人体的0.1%。是人体必不可少的一种营养素,有着平衡健康的作用。

蛋白质

蛋白质是生命的基础,没有蛋白质就没有生命。也是肝病患者养肝,护肝最重要的营养素,机体中的每一个细胞和所有重要组成部分都有蛋白质参与,蛋白质占人体重的16%~20%。

在选用蛋白质上,我们认为:奶、蛋、鱼、贝、瘦肉、豆制品对肝脏康复最有利,不过,重度肝炎患者需控制蛋白质的摄入量,遵从医嘱。

膳食纤维

膳食纤维是一种不能被人体消化的碳水化合物,溶于水中可分为两个类型,水溶性与非水溶性纤维。常见的食物中大麦、豆类、胡萝卜、柑橘、亚麻、燕麦等食物都含有丰富的水溶性纤维,水溶性纤维可减缓消化速度和最快速排泄胆固醇,有助于调节免疫系统。现代医学研究和流行病学调查资料表明,膳食纤维对脂肪肝、高血脂、肥胖症、糖尿病、心血管疾病都有明显的预防作用。

B 族维生素

B 族维生素是一个大家族,包括维生素 B_1、维生素 B_2、维生素 B_6、维生素 B_{12}、烟酸、泛酸、叶酸等。这些 B 族维生素是推动体内代谢,把糖、脂肪、蛋白质等转化成热量时不可缺少的物质。如果缺少 B 族维生素,细胞功能马上降低,引起代谢障碍,出现怠滞和食欲不振,相反喝酒过多会导致肝脏损害,很多情况下是与维生素 B 族缺乏并行的。

B 族维生素是肝脏的"加油站",B 族维生素就像体内的"油库",加速代谢,转化能量、修复肝功能、防止脂肪肝复性,进而起到预防脂肪肝的作用。B 族维生素溶解在水中只能在体内停留几个小时,因此必须每天补充。专家指出,肝病患者 B 族维生素的摄入量为每天 10～30 毫克。猪肉、黄豆、大米、香菇等食物中含有丰富的 B 族维生素。

维生素 E

维生素 E 是一种脂溶性维生素,又名生育酚,是最主要的抗氧化剂之一,被称为是护肝的"武器"。西班牙索菲亚王后大学医院的科学家不久前指出,维生素 E 能起到肝组织老化的作用。美国国家糖尿病、消化系统疾病和肾病研究所的高级顾问帕特丽夏·罗比克指出,维生素E将成为治疗非酒精性脂肪肝的新手段。

富含维生素E的食物有果蔬、坚果、瘦肉、乳类、蛋类等。果蔬包括菠菜、卷心菜、甘薯、山药、猕猴桃,坚果有杏仁、核桃等。含量最丰富的是小麦胚芽,健康人每天摄入12毫克维生素E即可,如果患有肝病,每天则至少需要补充100毫克维生素E,才能满足需要。

硒

硒是人体必需的微量元素,在人体中,肝病是含硒量最多的器官之一,多数肝病患者体内存在硒缺乏现象,并且病情愈重。因此硒在预防治疗肝病中的作用是巨大的。

(1) 增强免疫力,防止肝病反反复复

肝病患者免疫力低下,最明显的表现就是体内的病毒难于完全消除,病情容易反复发作。而硒是强效免疫调节剂,能提高肝脏的抗病能力。

(2) 提高抗氧化能力,预防肝纤维化

硒缺乏会引起体内抗氧化系统遭到破坏而使有害物质"自由基"的清除受到障碍,过多的自由基会造成肝脏损伤。硒作为强抗氧化剂,可以清除自由基,保护肝脏。

(3) 阻断病毒突变,加速病体康复

病毒在人体缺硒时易变异,从而变本加厉地伤害人体,研究发现,硒是唯一与病毒感染有一定直接关系的营养素,补硒有利于阻断病毒的

变异，加速病体的康复。

（4）清除毒素，保护肝脏

硒有良好的解毒功能，能抵抗多种有毒重金属物质及一些有害物质，减少环境中有毒物质对肝脏的伤害。

第三节 养肝的明星食材

蔬菜类

菠菜

简介

菠菜又称菠薐、波斯草。以叶片及嫩茎供食用。原产波斯，2000年前已有栽培。后传到北非，由摩尔人传到西欧西班牙等国。菠菜647年传入唐朝。菠菜主根发达，肉质根红色，味甜可食。菠菜属耐寒性蔬菜，长日照植物。中国北方也有冬季播种、来春收获的，俗称埋头菠菜。条播或撒播均可。菠

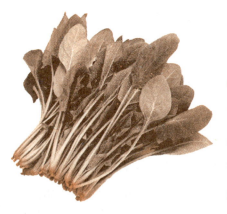

菜的主要病害有霜霉病、病毒病、炭疽病，主要虫害有蚜虫、潜叶蝇等。

营养成分

据分析，每100克菠菜中含热量24千卡（1卡=4.186焦）、蛋白质2.4克、碳水化合物3.1克、膳食纤维1.7克、粗纤维0.7克、胡萝卜素3.87毫克、维生素A 487微克、维生素B_1 0.05毫克、维生素B_2 0.09毫克、维生素B_6 0.3毫克、维生素C 39毫克、维生素E 1.74毫克、维生素PP 0.6毫克、泛酸0.21毫克、叶酸110微克、钙66毫克、锌0.85毫克、硒0.97微克、铜0.1毫克、锰0.66毫克、钾310毫克等。

护肝功效

肝病患者因胆汁分泌受到障碍，对维生素K的吸收也有一定影响，所以应多吃富含维生素K的菠菜，对肝病患者很有利。菠菜猪肝汤为民间调养肝病的食疗药方。

食疗作用

(1) 滋阴润燥，养血止血

适用于鼻出血、便血、消渴引饮、大便秘结者等。

(2) 助消化

现代药理研究证明，菠菜能促进胰腺分泌，助消化并可滑肠，故对习惯性便秘、痔疮、肛裂者有一定疗效。

(3) 预防慢性病

菠菜所含的酶对胃和胰腺的分泌功能有良好的作用，对高血压、糖尿病患者有一定疗效。

（4）防止夜盲症

菠菜中胡萝卜素、维生素 C 的含量高于一般蔬菜，常食用可维持眼睛的正常视力，防止夜盲症。

食用宜忌

菠菜烹熟后软滑易消化，特别适合老、幼、病、弱者食用。电脑工作者、女性应常食菠菜。糖尿病患者经常吃些菠菜有利于血糖保持稳定。

虽然菠菜含铁量很高，但其中能被吸收的铁并不多，而且还会干扰锌和钙的吸收，所以不宜用来补铁补血，尤其是不宜给儿童多吃。

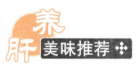

养肝美味推荐

菠菜猪肝汤

【原料】菠菜 120 克，猪肝 60 克，黄花菜 30 克，清汤、葱花、姜丝、色拉油、精盐各适量。

【做法】①将黄花菜用清水浸软，挤去水分，切段；菠菜去根，洗净切段。

②猪肝洗净，切薄片，用沸水焯去血水，然后用油、精盐、姜丝腌制好。

③起油锅，加适量清汤及黄花菜，旺火煮沸后，再煮 10 分钟，下菠菜、猪肝煮沸后加入葱花、精盐即可。

【功效】菠菜煮熟后食用有润滑的性能，能通小便、利肠胃、清积热。猪肝为营养价值较高的食品，味甘性温。两者配伍，补肝养血作用更强，无论急性肝炎患者，还是慢性肝炎患者，均可服用。

菠菜鸭肝汤

【原料】菠菜 200 克，鸭肝 50 克，玉竹 30 克，绍酒 5 毫升，姜 3

克，葱3克，盐3克，素油30毫升。

【做法】①把玉竹发透，切5厘米长的段。菠菜洗净，切5厘米长的段。鸭肝洗净，切片。姜切片，葱切段。

②把鸭肝、绍酒、盐、酱油浸渍20分钟待用。

③菠菜用沸水焯透，捞起沥干水分待用。把炒锅放在武火上烧热，加入素油，烧六成熟时，下入姜、葱爆香，注入清水烧沸，加入玉竹煮10分钟后，下入鸭肝、菠菜煮5分钟，用盐调味即成。

【功效】滋补肝肾，养肝润燥。慢性肝炎、血虚萎黄、虚劳羸瘦、夜盲等症者宜用。

炸熘菠菜

【原料】鸡蛋、菠菜、淀粉、葱姜末、油、盐、酱油、味精各适量。

【做法】①将鸡蛋磕在碗里，加水淀粉搅成糊，待用。

②炒锅置火上，加适量油烧热，将菠菜段挂蛋糊下锅炸至表皮酥脆时捞出，控净油，装盘。

③锅内留底油，用葱姜末炝锅，放入盐、酱油、味精，用淀粉勾芡，最后浇在盘内的菠菜段上即可。

【功效】酥脆鲜香，清素爽口，可润燥活血。

茯苓菠菜汤

【原料】石斛、茯苓各15克，沙参10克，菠菜350克，素汤（豆芽加水熬炼而成）600毫升，葱白、姜块各适量。石斛、茯苓、沙参以水煎取汁150毫升。

【做法】①菠菜洗净，切4厘米段，葱白切段，生姜切片拍松。

②将菠菜急焯一下捞起。

③炒锅放旺火上,加花生油烧热,下生姜煸赤,挑去生姜。

④爆入精盐,倒入药液和素汤,烧沸后倒入菠菜,汤沸调味精即可。

【功效】此菜由菠菜配以甘淡滋补的药物,具有益胃养阴,健脾助食的功效。对于胃肠燥热,阴亏液少,食欲不振者,有一定的食疗作用。

菠菜卷

【原料】菠菜,圆生菜各300克(用卷心菜也可以,只是卷心菜不太容易撕下完整的叶子),盐、鸡粉、海鲜酱油、醋、香油、蒜茸各适量。

【做法】①先将菠菜整棵洗净;生菜撕下两三片叶子就可以了,洗净备用。

②将洗好的菠菜和生菜,分别下入开水锅中烫熟,然后取出过凉,挤干水分。焯烫蔬菜的时候别忘了在锅中加些盐,这个过程要小心的处理生菜叶,以利于后面的操作。

③将菠菜几棵一束整齐的铺放在生菜叶上,卷紧成筒状,切成大小一致的段就可以装盘了。

④最后根据自己的口味做个蘸汁就可以了,可以用盐,鸡粉,海鲜酱油,醋,香油,蒜茸,也可以选择其他现成的酱料蘸着食用。

【功效】健脾益气,养血补虚。

韭菜

【简介】

韭菜具健胃、提神、止汗固涩、补肾助阳、固精等功效。在中医里，韭菜有一个很响亮的名字叫"壮阳草"，还有人把韭菜称为"洗肠草"，不但如此，韭菜还有很多名字。韭菜还叫草钟乳、起阳草、长生草，又称扁菜。韭菜入药的历史可以追溯到春秋战国时期。

营养成分

经现代营养学家测定，每100克韭菜含水分92.0克、蛋白质2.1克、脂肪0.6克、碳水化物3.2克，还含有胡萝卜素、维生素C、钙、铁、磷、硫化物、甙类、挥发油、纤维素等成分。韭菜中所含的胡萝卜素和维生素C，比其他蔬菜的含量都高。

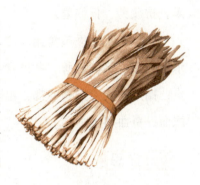

护肝功效

韭菜，《本草纲目》说：韭叶热根温，功用相同，生则辛而散血，熟则甘而补中，乃肝之菜也。特别在春天，适量吃些性温的韭菜，可起到补人体阳气，增强肝和脾胃功能的作用。因为，春天人体易肝气旺，会影响脾胃消化吸收的功能，此时多吃韭菜，可增强人体脾胃之气，并可祛阴散寒、养阳护肝。但因韭菜性热助阳，阴虚体质或身有疮疡者不宜食用；又因韭菜含蛋白较高，慢性肾病及痛风患者应慎用。

食疗作用

（1）预防便秘

韭菜含挥发性精油、含硫化合物及丰富的膳食纤维，可促进胃肠蠕动，增强消化功能，改变肠道菌群，有效预防习惯性便秘，对预防肠癌有很好的效果，还可杀菌消炎，降低血脂，对部分心血管疾病有一定的疗效。

（2）预防龋齿

韭菜含膳食纤维较多，能锻炼咀嚼肌，有效预防龋齿的发生。

（3）增强体力

韭菜含蒜氨酸，与维生素 B_1 结合后生成蒜硫胺素，能加速乳酸分解、抗疲劳、促恢复。

韭菜在不同季节食用、应用不同做法会有不同功效：夏季食用，可消食导滞、除积健脾；冬季食用，可温肾壮阳。水煎外洗可治神经性皮炎；捣烂外敷治疗荨麻疹；捣烂取汁，每次服 10～20 毫升，治疗便血、尿血、鼻血等出血症。

食用宜忌

消化不良或肠胃功能较弱的人吃韭菜容易胃灼热，不宜多吃。若不慎将石榴、土豆同食，韭菜水可以解毒。

养肝美味推荐

桃仁韭菜汤

【原料】核桃仁 50 克，韭菜 200 克，姜片 60 克；精盐、味精、香油各适量。

【做法】①将核桃仁洗净，拍碎；韭菜去杂洗净；切段，备用。

②锅内加水适量，放入核桃仁、姜片，大火烧沸，改用文火煮沸 15 分钟，撒入韭菜段，再煮 2～3 分钟，调入精盐、味精、香油即成。

【功效】每日食用一次，连食 20～30 天。由于核桃仁和韭菜均性温、味甘。故可温补肝肾、助阳固精、下气散血、健胃提神。适用于肾虚所致的阳痿、遗精、小便清长等症，以及腰膝酸痛；手足发凉等。

韭菜炒淡菜

【原料】韭菜60克,淡菜10～30克,盐、味精、菜油各适量。

【做法】①将淡菜用开水发软,洗净。韭菜洗净,切段。

②炒锅置火上,倒入菜油烧热,放入淡菜煎开,投入韭菜,加入盐拌炒至熟,调以味精即可。

【功效】滋补肝肾,益精养血。

韭菜菠菜卷

【原料】韭菜50克,菠菜100克,盐、红糟酱汁适量。

【做法】①将韭菜、菠菜分别洗净。

②把水倒入锅中煮滚,撒少许盐拌至溶化,接着放入韭菜及菠菜汆烫,捞出沥干。

③取数根韭菜缠绕菠菜,并轻轻系紧,切成段状后,淋上红糟酱汁;以此方式,重复完成数个蔬菜卷。

【功效】清肝解毒功效。韭菜含丰富的维生素C和膳食纤维,能益肝健胃,搭配有补血功效的菠菜食用,具有保肝、平衡体内酸碱值的功效。

三鲜韭菜蒸饺

【原料】小麦面粉500克,鸡蛋150克,韭菜200克,对虾150克,猪肉(肥瘦)100克,盐8克,味精2克,料酒15克。

【做法】①面粉加入适量温水,和匀备用。

②把大虾去头、去皮洗净。

③韭菜洗净切碎。

④鸡蛋打入碗内搅匀,炒熟。

⑤把虾切成大点块。

⑥在猪肉剁馅里放入盐、花椒面、鸡精调味。

⑦把肉馅、鸡蛋、虾、韭菜放入盆中顺一个方向搅匀。

⑧将面团用擀面杖擀成多个薄皮,分别放入适量馅,包成饺子。

⑨将包好的饺子摆放入蒸锅中,蒸熟即可。

鱿鱼丝炒韭菜

【原料】干鱿鱼3条,韭菜1把,红青椒、葱、姜、蒜各适量,花椒、八角、桂皮、老抽、料酒、盐、生抽各适量。

【做法】①将干鱿鱼用食用碱水泡发12小时,然后再用清水泡2小时,去除碱味。

②泡好后将鱿鱼清洗干净。

③将鱿鱼切成丝,韭菜切成段。

④锅中入油,爆香葱、姜、蒜,倒入鱿鱼丝,调入花椒、八角、桂皮、老抽、料酒、盐、生抽煸炒9成熟,再加入韭菜煸炒2分钟即可。

芹菜

简介

芹菜有水芹、旱芹两种,功能相近,药用以旱芹为佳。旱芹香气较浓,又名"香芹",亦称"药芹"。芹菜是高纤维食物,它经肠内消化作用产生一种木质素或肠内脂的物质,这类物质是一种抗氧化剂,常吃芹菜,尤其是吃芹菜叶,对预防高血压、动脉硬化等都十分有益,并有辅助治疗作用。

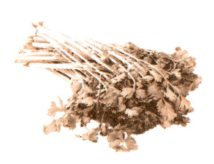

营养成分

每 100 克中含水分 94 克，蛋白质 2.2 克，脂肪 0.3 克，碳水化合物 119 克，粗纤维 0.6 克，水分 1 克，胡萝卜素 0.11 毫克，维生素 B_1 0.03 毫克，维生素 B_2 0.04 毫克，尼克酸 0.3 毫克，维生素 C 6 毫克，钙 180 毫克，磷 61 毫克，铁 8.5 毫克，钾 163 毫克，钠 328 毫克，镁 31.2 毫克，氯 280 毫克。

护肝功效

现代医学研究表明：芹菜含酸性的平肝降压成分；常吃芹菜有助于清热解毒，去病强身。肝火过旺、皮肤粗糙及经常失眠、头疼的人可适当多吃些。而我国古代医学著作《食医心境》云（芹菜）"主益筋力……治五种黄疸"。《神农本草经》称芹菜有"止血精，保血脉，益气，令人肥健嗜食"之功。五种黄疸中主要涉及的就是肝病性黄疸。同时，由于肝病患者多有食欲不振、疲怠乏力症状，芹菜因能养神益力，令人嗜食，故极适宜肝病患者食用。水芹含多种氨基酸、挥发油、水芹素等，具有保护肝脏的作用。

食疗作用

（1）预防癌症

芹菜含有丰富的纤维，有较强的清肠作用，能吸走肠内水分和杂质，把有害于人体的物质，甚至是致癌成分排出体外。

（2）美白

芹菜中的某些成分对黑色素，尤其对因紫外线照射而生成的黑色素的生长有抑制作用，有利于皮肤美白。所以，芹菜被当作是减肥、美容的圣品。

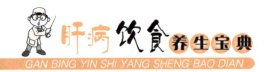

（3）保护血管

芹菜中的钙、磷含量较高，有一定镇静和保护血管的作用，又可增强骨骼，预防小儿软骨病。

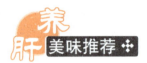

适合所有人食用。尤其在寒冷干燥的天气，人们往往感到口干舌燥、气喘心烦、身体不适，经常吃些芹菜有助于清热解毒、祛病强身。

芹菜有降血压的作用，故血压偏低者慎用。

养肝美味推荐

芝麻芹菜

【原料】芹菜500克，芝麻、盐、蒜、味精各适量。

【做法】将芹菜择洗干净，切成段，用开水焯一下，再把芝麻炒熟，和芹菜段一起装盘，加入盐、蒜末、味精拌匀即成。

【功效】清香爽口，佐饭食用，可清热、利水，适用于乳糜尿、小便浑浊。

白米芹菜粥

【原料】芹菜120克，白米80克，盐、胡椒粉适量。

【做法】①将芹菜洗净后切段备用。

②洗净白米，放入锅中，加水煮滚后，转小火熬煮成粥，

③加入切好的芹菜，煮滚后加盐、胡椒粉调味即可。

【功效】清肝解毒功效。芹菜含丰富膳食纤维，能促进消化功能、清除体内毒素与废物、有效洁净血液，同时还有助于清肝火、降血压。

第二章 饮食调理——吃出健康凸显美丽

芹菜炒百合

【原料】芹菜50克,百合25克,胡萝卜25克,葱花、蒜末、植物油、精盐、香油各适量。

【做法】①将百合掰片洗净;芹菜洗净,切斜片;胡萝卜洗净去皮,切片。

②将胡萝卜、芹菜放入沸水锅中氽至断生,捞出沥水。

③起油锅,下蒜炝锅,放百合、胡萝卜、芹菜入锅翻炒,加精盐调味炒匀,最后淋少许香油,撒葱花即可。

【功效】芹菜性凉,味甘,有平肝清热、祛风利湿、健胃利尿、降压和健脑的功效。百合性平,味甘微苦,有补中益气、润肺止咳、清心安神的功效。食用本品可提高机体抗病能力、调节酶系统、促进自身免疫力。

凉拌芹菜

【原料】芹菜梗200克,水发海带1000克,水发黑木耳50克,老抽酱油、麻油、精盐、白糖、味精各适量。

【做法】①海带、黑木耳洗净切丝,用沸水焯熟。

②洗嫩芹菜梗洗净,切成3~4厘米长,入沸水中煮3分钟后捞起,沥干。

③将海带丝、黑木耳丝及调味品与芹菜梗拌匀即成。

【功效】降血压,缓和冠状动脉粥样硬化。适用于高血压、冠心病患者。

花生仁拌芹菜

【原料】芹菜300克,花生米200克,植物油250克(实耗15克),

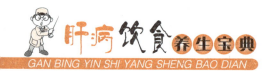

花椒油15克，酱油15克，精盐6克，味精2克。

【做法】①锅内放入植物油，烧热放入花生米，炸酥时捞出，去掉膜皮。

②将芹菜择去根、叶，洗净，切成3厘米长的段，放入开水里烫一下，捞出，用凉水过凉，控净水分。

③芹菜围成圈状，均匀地码放在盘子边上，再把花生仁堆放在芹菜圈中。

④将酱油、精盐、味精、花椒油放在小碗内调好，浇在芹菜上，吃时调拌均匀即成。

生菜

简介

生菜是叶用莴苣的俗称，属菊科莴苣属。为一年生或二年生草本作物，也是欧、美国家的大众蔬菜，深受人们喜爱。生菜原产欧洲地中海沿岸，由野生种驯化而来。古希腊人、罗马人最早食用。生菜传入我国的历史较悠久，东南沿海，特别是大城市近郊、两广地区栽培较多，特别是台湾种植尤为普遍。近年来，栽培面积迅速扩大，生菜也由宾馆、饭店进入寻常百姓的餐桌。

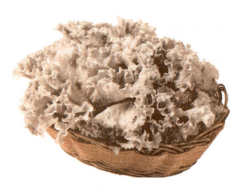

营养成分

每100克含水分94%～96%，蛋白质100～104克，碳水化合物

1.8~3.2克，维生素C 10~15毫克，钾100毫克，钠80毫克，锰0.15毫克，锌0.43毫克，铜0.08毫克，磷31毫克，硒1.55微克，叶酸31.6毫克等。

护肝功效

生菜最适合生吃，是一种高蛋白、低脂肪、低胆固醇、多维生素的蔬菜。生菜含有丰富的营养成分，其膳食纤维和维生素C比白菜多，有消除多余脂肪的作用。膳食纤维对脂肪肝、高血脂、心血管疾病等有明显的预防作用。生菜中所含维生素C能破坏病菌的核酸，促进体内攻击病菌的干扰素的制造，提高免疫力，这种干扰素同时也是治疗癌症和病毒性肝炎的特效药。

食疗作用

（1）改善血液循环

生菜极富营养，含有抗氧化物、β-胡萝卜素及维生素B_1、维生素B_2、维生素D_6和维生素C、维生素E，它还含有丰富的微量元素和膳食纤维素，有钙、磷、钾、钠、镁及少量的铜、铁、锌。常吃生菜能改善胃肠血液循环，促进脂肪和蛋白质的消化吸收。

（2）防止便秘

生菜可清除血液中的垃圾，具有血液消毒和利尿作用，还能清除肠内毒素，防止便秘。

食用宜忌

生菜炒豆腐营养价值虽然高，但对痛风患者来说，却要慎食，因豆腐含有较多的嘌呤物。而蚝油生菜、生菜炒菌菇比蒜蓉生菜更适合大众食用，食疗效果也更好。对于蒜蓉生菜，患有青光眼和白内障等眼病患者不宜经常食用。因为大蒜"久食伤肝损眼"。

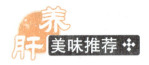

养肝美味推荐

生菜虾仁汤

【原料】生菜300克，虾100克，鲜汤、姜、精盐、胡椒粉各适量。

【做法】①生菜洗净，虾洗净去壳，姜切丝。

②架汤锅，加鲜汤煮沸，放入姜丝、虾仁。

③待虾仁煮熟后放入生菜稍煮，再放精盐、胡椒粉调味即可。

【功效】生菜具有促进血液循环、舒缓神经的作用，与虾配菜可通血脉、畅气血，促进人体内循环，起到养肝护肝的作用。

蒜香生菜

【原料】生菜500克，蒜15克，植物油、精盐、味精、蚝油各适量。

【做法】①生菜洗净沥干，撕小块；蒜剁成蓉。

②热油，下蒜蓉爆香，生菜下锅翻炒。

③加入精盐、味精、蚝油拌均匀，起锅即可。

【功效】生菜性凉，具有清肝利胆、滋阴补肾的作用；大蒜很好地平衡了生菜的寒性。大蒜杀毒人人皆知，所以此菜适合肝病患者多食。

白灼生菜

【原料】球生菜（西生菜）、葱、姜丝、生抽、料酒、醋、白糖、盐各适量。

【做法】球生菜一颗，注意要选择那种叶片包的紧密的；热水焯；注意水中要加点盐，保证两面受热均匀；葱姜丝摆在菜上；在锅中放少许色拉油烧热后把准备好的调料汁放进锅里烧开,浇到菜上。

【功效】清热安神、清肝利胆养胃。

牛肉生菜小炒

【原料】牛绞肉100克,片状生菜叶2~3片,胡萝卜1/3小条。葱花适量。

【做法】①先把牛绞肉用1茶匙生粉和1茶匙生抽以及1茶匙蛋清抓匀,略为腌制。

②胡萝卜切成小粒,生菜洗净沥干后切成条,备用。

③锅内加入油,烧热后葱花略爆锅再将腌好的牛绞肉放入和胡萝卜放入,迅速翻炒。等到牛绞肉炒变色,熟了后再加适量盐调味。最后,把生菜条放进去,翻炒均匀即可出锅。

蚝油生菜

【原料】生菜,蚝油。

【做法】①把生菜老叶去掉,清洗干净。锅中放水,加盐、糖、油。

②水开后放生菜,焯熟后,压干水分倒盘里。

③锅中放油,加蒜末炒一炒,加蚝油、料酒、糖、味精、酱油、加水翻炒。

④水开后勾芡,淋香油,浇在生菜上即可。

茼蒿

【简介】

茼蒿又叫蓬蒿、蒿子杆,由于它的花很像野菊,所以又名菊花菜。

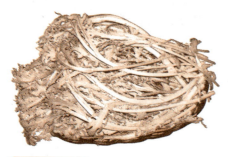

茼蒿的茎和叶可以同食,有蒿之清气、菊之甘香,鲜香嫩脆的赞誉,一般营养成分无所不备,尤其胡萝卜素的含量超过一般蔬菜,为黄瓜、茄子含量的 1.5~30 倍。

营养成分

每 100 克含水分 95.8 克,蛋白质 0.8 克,脂肪 0.3 克,碳水化合物 1.9 克,粗纤维 0.6 克,灰分 0.9 克,胡萝卜素 0.28 毫克,维生素 B_1 0.01 毫克,维生素 B_2 0.03 毫克,尼克酸 0.2 毫克,维生素 C 2 毫克,钙 33 毫克,磷 18 毫克,铁 0.8 毫克,钾 207 毫克,钠 172 毫克,镁 19.6 毫克,氯 240 毫克。另含丝氨酸、天门冬素、苏氨酸、丙氨酸等。

护肝功效

茼蒿含有丰富的维生素、胡萝卜素及多种氨基酸,可以润肺补肝、清血化痰。茼蒿中含有特殊香味的挥发油,有助于宽中理气、消食开胃、增加食欲,并且其所含粗纤维有助肠道蠕动,促进排便,达到通腑利肠的目的;此外,茼蒿气味芬芳,可以消痰开郁、避秽化浊,食用可预防肝炎。茼蒿中含有多种氨基酸、脂肪、蛋白质及较多的钠、钾等矿物盐,能调节体内水液代谢,通利小便,消除水肿,所以肝腹水、肝硬化患者应多食。

食疗作用

(1) 消食开胃,通便利肺

茼蒿中含有特殊香味的挥发油,有助于宽中理气,消食开胃,增加食欲,并且其所含粗纤维有助肠道蠕动,促进排便,达到通腑利肠的目的。

(2) 清血养心,润肺化痰

茼蒿内含丰富的维生素、胡萝卜素及多种氨基酸,性味甘平,可以养心安神,润肺补肝,稳定情绪,防止记忆力减退;此外,茼蒿气味芬芳,可以消痰开郁,避秽化浊。

(3) 利小便,降血压

茼蒿中含有多种氨基酸、脂肪、蛋白质及较高量的钠、钾等矿物盐,能调节体内水液代谢,通利小便,消除水肿;茼蒿含有一种挥发性的精油,以及胆碱等物质,具有降血压、补脑的作用。

食用宜忌

慢性肠胃病和习惯便秘有一定的食疗作用,是儿童和贫血患者的必食佳品。茼蒿气浊、上火,一次忌食过量。

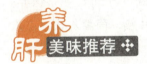

茼蒿鱿鱼汤

【原料】茼蒿 300 克,鱿鱼 200 克,姜、蒜各 15 克,精盐、植物油、胡椒粉、料酒各适量。

【做法】①茼蒿洗净切碎,鱿鱼切丝汆水后捞起沥干,姜、蒜切片。

②热油,下姜片、蒜片爆香,鱿鱼入锅翻炒,滴入料酒。

③倒入开水,煮熟鱿鱼,放精盐、胡椒粉调味,茼蒿入锅汆软即可。

【功效】养肝护肝、静心补脑、促进消化吸收。

茼蒿丸子汤

【原料】茼蒿300克，牛肉200克，姜、蒜各10克，芡粉10克，鲜汤、精盐、胡椒各适量。

【做法】①茼蒿择洗净切段，牛肉、姜、蒜剁末，芡粉调水备用。

②芡粉水倒入牛肉末中，加姜、蒜末一同和匀。

③起汤锅，加适量鲜汤煮沸，牛肉末捏丸子入锅煮约3分钟，放入茼蒿，加精盐、胡椒调味，煮沸后起锅即可。

【功效】调和脾胃、润肺补肝、宽中理气。

茼蒿炒猪心

【原料】茼蒿300克，猪心200克，葱花适量。

【做法】①将茼蒿去梗洗净切段，猪心洗净切片；

②锅中放油烧热，放葱花煸香，投入心片煸炒至水干，加入精盐、料酒、白糖，煸炒至熟，加入茼蒿继续煸炒至心片熟，茼蒿入味，点入味精即可。

【功效】此菜具有开胃健脾，降压补脑的功效，适用于心悸。烦躁不安，头昏失眠，神经衰弱等病症。

鱿鱼炒茼蒿

【原料】鱿鱼250克，嫩茼蒿300克，葱花、姜丝、盐、味精、花生油、料酒各适量。

【做法】① 将鱿鱼去头，洗净切丝，用开水氽一下捞出；茼蒿去叶去头，洗净切段。

②炒锅注油烧热，下入葱花，姜丝爆锅，放入茼蒿煸炒至变软，加入鱿鱼丝、盐、味精、料酒稍加翻炒，淋上熟油，出锅即成。

第二章 饮食调理——吃出健康凸显美丽

卷心菜

简介

卷心菜又名结球甘蓝,为十字花科植物甘蓝的茎叶。别名:大头菜(例如火爆大头菜)、圆白菜、洋白菜、钢白菜、包心菜、大头菜、高丽菜、莲花白等。属于甘蓝的变种,中国各地都有栽培。卷心菜在外国的地位很高,犹如白菜之在中国。这就是"洋白菜"这一名称由来吧。

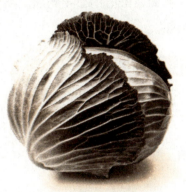

卷心菜和大白菜一样产量高、耐储藏,是四季的佳蔬。德国人认为,圆白菜才是菜中之王,它能治百病。西方人用圆白菜治病的"偏方",就像中国人用萝卜治病一样常见。现在市场上还有一种紫色的圆白菜叫紫甘蓝,营养功能和圆白菜相同。卷心菜原产于地中海沿岸,由不结球的野生甘蓝演进、驯化而来,13世纪在欧洲开始出现结球甘蓝类型。16世纪开始传入中国。

营养成分

每100克中含热量17千卡,蛋白质1.5克,脂肪0.1克,碳水化合物3.2千克,膳食纤维0.8克,维生素A 20微克,胡萝卜素120微克,硫胺素0.04毫克,核黄素0.05毫克,尼克酸0.6毫克,维生素C 31毫克,维生素E 0.76毫克,钙50毫克,磷31毫克,钠57.50毫克,镁11毫克,铁0.7毫克,锌0.38毫克,硒0.49微克,铜0.05毫克,钾124毫克。

护肝功效

卷心菜含有天然多酚类化合物中的吲哚类化合物，吲哚类化合物中的吲哚-3-甲醇具有最强烈的酶诱导能力，它可使肝脏中的芳烃羟化酶活性提高54倍，使小肠黏膜中的这种酶的活性提高30倍，是一种天然的防癌良药。

叶酸在体内参与嘌呤核酸和嘧啶核苷酸的合成和转化。在制造核酸（核糖核酸、脱氧核糖核酸）上扮演重要的角色，是人体在利用糖分和氨基酸时的必要物质。所以叶酸能保护肝脏，并能防止脂肪肝的发生。

食疗作用

（1）预防骨折

常食卷心菜对人体骨骼的形成和发育，促进血液循环有很大好处。由于卷心菜中的钙质很容易被吸收，对预防老年人骨折也大有益处。

（2）抑菌消炎

新鲜的卷心菜中含有植物杀菌素，有抑菌消炎作用，咽喉疼痛、外伤肿痛、蚊叮虫咬、胃痛牙痛之类都可请卷心菜帮忙。

（3）促进乳房发育

卷心菜含有大量的维生素E和胡萝卜素，常食有利于机体分泌激素，促进青春期乳房发育，避免步入中老年后出现乳房萎缩。

食用宜忌

特别适合动脉硬化、胆结石症患者、肥胖患者、孕妇及有消化道溃疡食用。但皮肤瘙痒性疾病、眼部充血患者忌食。包心菜含有粗纤维量多，且质硬，故脾胃虚寒、泄泻以及小儿脾弱者不宜多食；另外对于腹腔和胸外科手术后，胃肠溃疡及其出血特别严重时，腹泻及肝病时不宜吃。

第二章 饮食调理——吃出健康凸显美丽

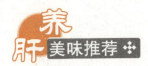

卷心菜炒猪肝

【原料】卷心菜400克，猪肝100克，高汤50克，植物油、料酒、姜、香油、精盐、白糖各适量。

【做法】①卷心菜洗净，去蒂，切成象眼块；猪肝洗净，横刀切成薄片；姜切丝。

②起油锅，下姜丝炝锅，放入猪肝煸炒断生。

③放入卷心菜，迅速翻炒几下，烹入料酒，调入精盐、白糖，加少许高汤，翻炒几下淋入香油，炒匀即成。

【功效】猪肝有补肝明目、养血等功效；卷心菜有杀菌消炎的作用，还可提高人体免疫力。故此菜对病毒性肝病有一定的免疫作用。

酸卷心菜

【原料】卷心菜500克，胡萝卜50克，苹果50克，盐10克，胡椒粉2克，小茴香3克，香叶1克，干红辣椒15克。

【做法】①卷心菜（去老叶）和胡萝卜（刮皮）洗净，切成长3厘米、粗0.3厘米的丝，放入盆内，撒入盐、胡椒粉、干辣椒（洗净、去蒂和籽，并切段），揉搓均匀，腌至菜叶塌软；苹果洗净，切成小块；小茴香分成3份，用洁布包好。

②锅置火上，放适量清水，下入小茴香包、香叶，滚煮10分钟左右即煮成茴香水。

③取一洁净的容器（缸、盆均可），码入卷心菜和胡萝卜丝，共码3层，每层倒入适量茴香水，每层放1/3苹果和1个小茴香包，层层食，

吃不完时，把容器放入冰箱保存。

【功效】脆嫩酸鲜，开胃解腻。

香菇卷心菜

【原料】香菇（干）150克，卷心菜150克，植物油、料酒、精盐、葱、姜各适量。

【做法】①卷心菜择洗干净，切成块；将香菇用温水泡发，去蒂洗净，切片；葱切成长2、3厘米的段，姜切末。

②起油锅，倒入卷心菜略炒，盛出。

③另起油锅烧热，下入葱段、姜末煸出香味，放入卷心菜、香菇和少许泡香菇的水，加精盐、料酒煸炒均匀，即可。

【功效】香菇对传染性肝炎有辅助治疗作用，故乙型肝炎大三阳患者应多食香菇。

圆白菜炒腊肉

【原料】圆白菜、腊肉少许、青蒜、红尖椒。盐、味精、豆豉、色拉油。

【做法】①圆白菜洗净、切块。青蒜切段，红尖椒切块。

②腊肉过水后切成薄片。

③圆白菜和腊肉分别用沸水焯一下。

④锅内放少色拉油，下入腊肉炒香，加适量盐、味精、豆豉。

⑤放入圆白菜和青蒜翻炒数下，起锅装盘，摆上红尖椒做装饰即成。

凉拌紫圆白菜

【原料】紫圆白菜（紫甘兰）、圆白菜各250克，胡萝卜、柿子椒、芹菜、洋葱、白糖、醋精、盐、丁香、香叶、干辣椒各适量。

【做法】①将紫圆白菜和圆白菜去掉老叶洗净，切成斜象眼块。胡萝卜、洋葱去皮切成三角块，芹菜摘去叶洗净切成寸段。

②将紫圆白菜、柿子椒、胡萝卜、芹菜、洋葱放到开水中焯一下捞出，用凉开水过凉，控干水分。

③坐锅点火放入水、白糖、丁香、香叶、干辣椒烧开，撇去浮沫倒入盆中晾凉。

④将晾好的糖水，放入盐、醋精调好味，加入烫好的紫圆白菜、圆白菜、胡萝卜、柿子椒、芹菜、洋葱泡一天后即可食用。

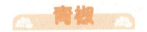

简介

青椒为植物界，双子叶植物纲，菊亚纲，茄科。果实为浆果。别名很多，大椒、灯笼椒、柿子椒、都是它的名字，因能结甜味浆果，又叫甜椒、菜椒。一年生或多年生草本植物，特点是果实较大，辣味较淡甚至根本不辣，作蔬菜食用而不作为调味料。由于它翠绿鲜艳，新

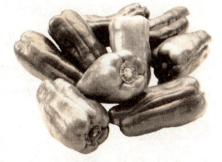

培育出来的品种还有红、黄、紫等多种颜色，因此不但能自成一菜，还被广泛用于配菜。青椒由原产中南美洲热带地区的辣椒在北美演化而来，经长期栽培驯化和人工选择，使果实发生体积增大，果肉变厚，辣味消失和心皮及子房腔数增多等性状变化。中国于100多年前引入，现全国各地普遍栽培。

营养成分

据分析，每100克青椒中含能量22千卡、蛋白质1克、脂肪0.2克、碳水化合物5.4克、膳食纤维1.4克、维生素A 57毫克、维生素E 0.59微克、胡萝卜素340微克、维生素B_1 0.03毫克、维生素B_2 0.03毫克、维生素C 72微克、钾142毫克、钠3.3毫克、钙14毫克、镁12毫克、铁0.8毫克、锰0.12毫克、锌0.19毫克、铜0.09毫克、磷20毫克、硒0.38微克、碘9.6微克、维生素PP 0.9毫克、叶酸10.9微克。

护肝功效

青椒的有效成分辣椒素是一种抗氧化物质，它可阻止有关细胞的新陈代谢，从而终止细胞组织的癌变过程，降低癌症细胞的发生率；这对预防肝癌有很好的作用。

此外，青椒特有的味道和所含的辣椒素有刺激唾液分泌的作用，能增进食欲，帮助消化，促进胃肠蠕动，防止便秘。而肝炎患者常常会食欲不振，而食青椒正好可以解决这个问题。

另外，青椒含有抗氧化的维生素和微量元素，能增强人的体力，缓解因工作、生活压力造成的疲劳。它含有丰富的维生素C、维生素K，可以防治维生素C缺乏症，对牙龈出血、贫血、血管脆弱有助治疗作用。

食疗作用

（1）解热、镇痛

辣椒辛温，能够通过发汗而降低体温，并缓解肌肉疼痛，因此具有较强的解热镇痛作用。

（2）预防癌症

辣椒的有效成分辣椒素是一种抗氧化物质，它可阻止有关细胞的新陈代谢，从而终止细胞组织的癌变过程，降低癌症细胞的发生率。

（3）增加食欲、帮助消化

辣椒强烈的香辣味能刺激唾液和胃液的分泌，增加食欲，促进肠道蠕动，帮助消化。

（4）降脂减肥

辣椒所含的辣椒素，能够促进脂肪的新陈代谢，防止体内脂肪积存，有利于降脂减肥防病。

食用宜忌

青椒与苦瓜同食，可以使人体吸收的营养更全面，而且还有美容养颜、瘦身健体的效果；青椒与空心菜同食，有降低血压、止痛消炎的作用；青椒与肉类同食，可以促进人体对营养的消化和吸收；青椒与鳝鱼同食，不但开胃爽口，还可以降低血糖；青椒与黄瓜同食，会影响人体对维生素C的吸收，降低其营养价值。

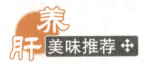

豆豉青椒

【原料】青椒150克、豆豉25克、植物油、盐、白糖、醋、姜末各适量。

【做法】①将青椒洗净，去蒂除籽，放入锅中煸至外皮起鼓泡，用勺子压扁，盛出。

②锅内留底油烧热，倒入煸好的青椒，加入豆豉、盐、白糖、姜末稍炒，淋上醋即可。

虎皮青椒

【原料】青椒10个、精盐3克、醋15克、味精2克、色拉油500克（约耗75克）。

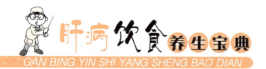

【做法】①青椒去蒂洗净，放入七成热的油锅中炸至上色且呈虎皮斑，捞出沥油。

②锅留底油，下入炸好的青椒，调入精盐、醋、味精等炒匀，起锅装盘即成。

卷心菜炒猪肝

【原料】6只大鸡腿、1小盒小青椒、1小块姜（切片）、3瓣蒜（切片）、1小把花椒、油和盐适量。

【做法】①鸡腿斩成小块，加入腌鸡料腌两个小时以上入味。

②大铁锅烧热，放平时炒菜两倍的油，大火煸炒鸡块到干香为止，约15分钟。煸炒鸡块的过程中加入姜片，蒜片和花椒。

③把青椒切小段，去掉辣椒籽儿。然后在另外一口锅内，下油，用中小火煸炒青椒，加点儿盐，一直煸炒到青椒表皮微微发皱，然后把炒好的鸡块倒入煸炒好的青椒里一起煸炒几分钟。

黄花菜

【简介】

黄花菜是一种多年生草本植物的花蕾，味鲜质嫩，营养丰富，含有丰富的花粉、糖、蛋白质、维生素C、钙、脂肪、胡萝卜素、氨基酸等人体所必须的养分，其所含的胡萝卜素甚至超过西红柿的几倍。

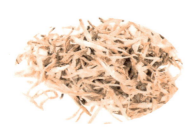

黄花菜性味甘凉，有止血、消炎、清热、利湿、消食、明目、安神等功效，对吐血、大便带血、小便不通、失眠、乳汁不下等有疗效，可作为病后或产后的调补品。

营养成分

每 100 克含热量 199 千卡，蛋白质 19.4 克，脂肪 1.4 克，碳水化合物 34.9 克，膳食纤维 7.7 克，维生素 A 307 微克，胡萝卜素 1840 微克，核黄素 0.21 毫克，尼克酸 3.1 毫克，维生素 E 4.92 毫克，钠 59.2 毫克，铁 8.1 毫克，锌 3.99 毫克，钾 610 毫克。

护肝功效

黄花菜含有多种人体所必需的营养成分，其所含的胡萝卜素为西红柿的几倍。其中所含维生素 C 能破坏病菌的核酸，促进体内攻击病菌的干扰素的制造，提高免疫力，这种干扰素同时也是治疗癌症和病毒性肝炎的特效药。黄花菜中含有丰富的卵磷脂，这种物质有解酒作用，可以保护肝细胞，还可以促进肝细胞的活化和再生，增强肝功能。

食疗作用

(1) 健脑

黄花菜含有丰富的卵磷脂，它是机体中许多细胞，特别是大脑细胞的组成成分对增强和改善大脑功能有重要作用。

(2) 降压

黄花菜能显著降低血清胆固醇的含量，有利于高血压患者的康复，可作为高血压患者的保健蔬菜。

食用宜忌

新鲜黄花菜中含有秋水仙碱，可造成胃肠道中毒，故不能生食，须加工晒干，吃之前先用开水氽一下，再用凉水浸泡 2 小时以上。

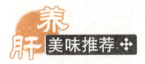

金针鸡

【原料】黄花菜 50 克，鸡肉 250 克，植物油、精盐、葱、蒜、姜、料酒各适量。

【做法】①黄花菜择洗干净,入开水中汆一下,捞出沥干水分;鸡肉斩件,用精盐、料酒腌至入味;葱切花;姜、蒜切末。

②起油锅,放姜、蒜炝锅,放鸡肉炒至八成熟。

③黄花菜入锅与鸡肉同炒,加少量水焖熟,再加精盐调味,撒上葱花炒匀即可。

【功效】鸡肉味甘,性微温,能温中补脾、益气养血、补肾益精。此菜营养丰富,适合因肝病引起的体弱乏力、脾胃虚弱者做辅助食疗。

黄花菜炒鸡蛋

【原料】鸡蛋3个,鲜黄花菜50克,花生油60克,精盐2克,料酒10克,白糖2克,味精0.5克,肉清汤75克。

【做法】①鸡蛋磕入碗中,打散,加精盐、料酒、味精,搅成蛋液;黄花菜掐去花蒂,洗净沥水,掰成两半。

②炒锅置旺火上,加花生油,烧至七成热,倒入蛋液,翻炒至熟,舀入肉清汤,放入黄花菜,加精盐、白糖翻炒均匀,略烧片刻,即可起锅装盘。

黄花肉片汤

【原料】黄花菜(干)40克,猪肉(瘦)240克,红枣20克,生姜片、精盐各适量。

【做法】①瘦猪肉用水洗净,切片;黄花菜择洗干净后,用水浸软,取出洗净;红枣和生姜洗净。

②瓦煲内加水,煲至水滚,放入黄花菜、瘦猪肉、红枣和生姜。

③水滚起时,改用中火煲至猪肉熟透,加精盐调味即可。

【功效】本品适合肝炎患者、胁肋胀痛者食用。

第二章 饮食调理——吃出健康凸显美丽

黄花菜酥肉汤

【原料】鸡蛋1个，五花肉300克，花椒面、生粉、盐、菜子油各适量。

【做法】①鸡蛋打泡后加入生粉拌匀，注意不要太干，然后加入适量的盐、花椒面拌匀；放入切好的五花肉片，让肉片充分挂欠。

②油锅中倒入菜子油，热至9分，用筷子将肉片夹入锅中，并来回翻面，当肉的颜色变为金黄即可。

肉丝黄花菜

【原料】猪肉（瘦）75克，黄花菜350克。大葱5克，姜5克，料酒10克，醋3克，花椒5克，盐3克，味精2克，大豆油30克，淀粉（豌豆）10克。

【做法】①将猪肉洗净切丝，用淀粉上浆。

②花椒用水浸泡，再拣出花椒，花椒水留用。

③将鲜黄花菜入沸水锅中烫透，捞出投凉。

④锅内加豆油烧热，下葱、姜末及肉丝炒散。

⑤烹入料酒、花椒水，放入黄花菜。

⑥烹米醋，加精盐、味精炒匀，出锅装即成。

胡萝卜

【简介】

胡萝卜伞形科草本植物，通常为一年生，根可食。常见品种中，根呈球状或锥状，橘黄色、白色、黄色或紫色。原产阿富汗及邻近国家。野胡萝卜已成为欧洲、美国和其他温带国家的杂草。地中海地区早在西元前就已栽培胡萝卜，在中国和西北欧不迟于14世纪，现栽培于整个温带地区。

营养成分

据分析,每 100 克胡萝卜中含热量 38 千卡、蛋白质 0.9 克、脂肪 0.3 克、碳水化合物 7.8 克、膳食纤维 1.2 克、胡萝卜素 4.8 毫克、维生素 PP 0.4 毫克、叶酸 28 微克、泛酸 0.07 毫克、维生素 A 803 微克、维生素 B_1 0.04 毫克、维生素 B_2 0.04 毫克、维生素 B_6 0.12 毫克、维生素 C 12 毫克、维生素 E 0.5 毫克、维生素 K 3 微克、钙 65 毫克、铁 0.4 毫克、磷 20 毫克、钾 232 毫克、钠 105.1 毫克、铜 0.03 毫克、镁 7 毫克、锌 0.14 毫克、硒 2.8 微克。

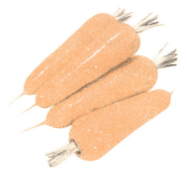

护肝功效

胡萝卜含有大量胡萝卜素,有补肝明目的作用,可治疗夜盲症。胡萝卜中还含有丰富的胡萝卜素,及维生素 B_1、维生素 B_2、维生素 C、维生素 D、维生素 E、维生素 K、叶酸、钙质等,几乎相当于综合性的维生素药丸,对人体的健康大有好处,而且也可以为肝硬化、肝腹水患者补充足够的维生素,促进肝细胞的修复和再生。

食疗作用

(1) 益肝明目

胡萝卜含有大量胡萝卜素,进入机体后,在肝脏经过酶的作用变成维生素 A,有补肝明目的作用,可治疗夜盲症。

(2) 利膈宽肠

胡萝卜含有膳食纤维,吸水性强,在肠道中体积容易膨胀,是肠道中的"充盈物质",可加强肠道的蠕动,从而利膈宽肠,通便防癌。

（3）促进骨骼发育

维生素 A 是骨骼正常生长发育的必需物质，有助于细胞分化，对促进婴幼儿的生长发育具有重要意义。

（4）增强免疫功能

胡萝卜素转变成维生素 A，有助于增强机体的免疫功能，在预防上皮细胞癌变的过程中具有重要作用。

（5）降糖降脂

胡萝卜还含有降糖物质，是糖尿病患者的良好食品，其所含的某些成分，如懈皮素、山奈酚能增加冠状动脉血流量，降低血脂，促进肾上腺素的合成，还有降压、强心作用，是高血压、冠心病患者的食疗佳品。

食用宜忌

不宜过量食用胡萝卜。过量食用胡萝卜会引起黄皮病，停食 2～3 个月会自行消退。女性食用过多，会引起月经异常，甚至导致不孕。

患病时不宜生吃胡萝卜，应加工或烹熟之后食用。

食欲不振、腹胀、腹泻、咳喘痰多、视物不明者宜食胡萝卜。

儿童经常食用胡萝卜可补充体内缺乏的维生素 A，减少患呼吸道疾病的概率。

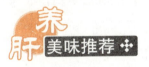

胡萝卜粉丝

【原料】胡萝卜 150 克，粉丝 200 克，酱油 20 毫升，麻油 20 毫升，蒜 3 瓣，盐、糖各少许。

【做法】胡萝卜切成丝，加食盐搓软，蒜剁成末，粉丝泡软，切成段。佐料调和均匀放入胡萝卜丝和粉丝中煮熟即成。

【功效】适用于气血淤滞型肝癌。症见胸胁胀满、右肋下肿块、恶心纳呆、倦怠无力、面色黧黑、消瘦、黄疸、腹水舌质紫暗或有淤斑、脉弦涩。

胡萝卜乌鱼汤

【原料】胡萝卜500克,乌鱼约500克,猪瘦肉100克,红枣10个,陈皮1小片,植物油、姜片、胡椒粉、盐各适量。

【做法】①胡萝卜去皮洗净,切厚片。红枣去核。陈皮浸软,去白膜后洗净。猪瘦肉洗净,切块。乌鱼去杂后洗净,抹干水,下油锅煎到稍黄。

②全部用料放入开水锅中,放入姜片,武火煮沸后改文火煲2小时,加盐、胡椒粉调味即可。

【功效】清补益气,健脾化滞。适用于脾胃气虚及病后、术后体弱者的食疗滋补。

胡萝卜蘑菇粥

【原料】胡萝卜100克,鸡肝、糙米、麦片各50克,蘑菇30克,葱末、姜末适量,食用油2小匙,盐、胡椒粉适量。

【做法】①将洗净的胡萝卜切丝、蘑菇切片;鸡肝洗净切后,放入滚水中快速氽烫捞出备用。

②取锅放食用油,炒香葱末、姜末,依序放入鸡肝、胡萝卜、蘑菇拌炒,取出备用。

③把洗净的糙米、麦片加水熬煮成粥,放入做法2再度煮滚后,加入盐及胡椒粉拌匀即可。

【功效】清肝解毒功效。胡萝卜和蘑菇都可增强人体免疫力,鸡肝则有滋补肝肾、明目的功效,三者搭配食用,能提高肝脏解毒功能,并促进代谢。

第二章 饮食调理——吃出健康凸显美丽

香烧胡萝卜

【原料】胡萝卜3根，生抽2小勺，白糖2小勺，老抽1小勺（用家里的白瓷汤勺就行）、盐少许。

【做法】①胡萝卜去皮，切滚刀块，不宜太大。

②两小勺生抽，一小勺老抽，两小勺白糖，少许的盐，混合调成汁。

③平底锅倒油烧热，下入胡萝卜块，中小火慢慢的烧，中间不加水，也不用盖锅盖，将胡萝卜烧软。

④待胡萝卜的棱角变圆，变得绵软并且没有一点生味。胡萝卜烧透后倒入调味汁，待汤汁烧至略干，香味渗入胡萝卜就可以关火了。

胡萝卜蛋糕

【原料】色拉油100克，白糖100克，鸡蛋2个（常温），低筋面粉100克，苏打粉25毫升，胡萝卜125克，核桃碎25克，盐1/8茶匙，肉桂粉1/8茶匙，柠檬汁5毫升，泡打粉5毫升。

【做法】①胡萝卜去皮洗净切碎或者用工具擦成丝备用，在一个大碗内放入色拉油和糖，搅拌均匀。

②将鸡蛋放入，用打蛋器打发到打蛋器上的面糊滴下不容易消失的程度。

③将低筋面粉、苏打粉、盐、肉桂粉、泡打粉过筛后放入打发好的全蛋液中，切拌均匀。

④将核桃碎和胡萝卜丝、柠檬汁放入，拌匀。

⑤将拌好的面糊放入蛋糕模具中。

⑥轻叩模具，将面糊中的气泡叩出来，放入预热170度的烤箱下层，用上下火烤40分钟左右，用牙签插入蛋糕没有面糊粘上即可，取出倒扣晾凉脱模。

山药

简介

山药,又称薯蓣。多年生草本植物,茎蔓生,常带紫色,块根圆柱形,叶子对生,卵形或椭圆形,花乳白色,雌雄异株。块根含淀粉和蛋白质,可以吃。我国河南省北部,山东、河北、山西及中南、西南等地区也有栽培。冬季茎叶枯萎后采挖,切去根头,洗净,干燥。

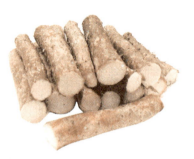

营养成分

据分析,每100克山药中含有能量56千卡、蛋白质1.9克、脂肪0.2克、碳水化合物12.4克、膳食纤维0.8克、灰分0.7克、维生素A 3毫克、胡萝卜素20毫克、维生素B_1 0.05微克、维生素B_2 0.02毫克、维生素PP 0.3毫克、维生素C 5毫克、维生素E 0.24毫克、钙16毫克、磷34毫克、钾213毫克、钠18.6毫克、镁20毫克、铁0.3毫克、锌0.27毫克、硒0.55微克、铜0.24毫克、锰0.12毫克。

护肝功效

山药可补脾益肾,养阴生津,适用于慢性肝病之脾虚泄泻、腰膝酸软、纳呆腹胀,由于其养阴生津,常用于肝源性糖尿病的治疗。近年研究发现山药具有镇静作用,可以用来抗肝性脑病。

常吃山药还能增加人体T淋巴细胞,增强免疫功能。并可防止肝脏和肾脏中结缔组织的萎缩,预防胶原病的发生。

食疗作用

(1) 健脾益胃、助消化

山药含有淀粉酶、多酚氧化酶等物质,有利于脾胃消化吸收功能,是一味平补脾胃的药食两用之品。不论脾阳亏或胃阴虚,皆可食用。临床上常与胃肠饮同用治脾胃虚弱、食少体倦、泄泻等病症。

(2) 滋肾益精

山药含有多种营养素,有强健机体,滋肾益精的作用。大凡肾亏遗精,妇女白带多、小便频数等症,皆可服之。

(3) 益肺止咳

山药含有皂甙、黏液质,有润滑,滋润的作用,故可益肺气,养肺阴,治疗肺虚痰嗽久咳之症。

(4) 延年益寿

山药含有大量的黏液蛋白、维生素及微量元素,能有效阻止血脂在血管壁的沉淀,预防心血疾病,取得益志安神、延年益寿的功效。

食用宜忌

山药与甘遂不要一同食用;也不可与碱性药物同服。

山药与猪肝不宜同食。山药富含维生素C,猪肝中含铜、铁、锌等金属微量元素,维生素C遇金属离子,则加速氧化而破坏,降低了营养价值,故食猪肝后,不宜食山药。

山药与黄瓜、南瓜、胡萝卜、笋瓜不宜同食。黄瓜、南瓜、胡萝卜、笋瓜中皆含维生素C分解酶,若山药同食,维生素C则被分解破坏。

山药与海味不宜同食。一般海味(包括鱼虾藻类)除含钙、铁、磷、碘等矿物质外,都含有丰富的蛋白质,而山楂、石榴等水果,都含有鞣酸,若混合食用会化合成鞣酸蛋白,这种物质有收敛作用,会形成便秘,增加肠内毒物的吸收,引起腹痛、恶心、呕吐等症状。

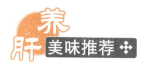

养肝美味推荐

山药烧蘑菇

【原料】山药 200 克，鲜蘑菇 250 克，香菇 50 克，精盐 6 克，味精、白糖少许，水淀粉适量，植物油 50 毫升。

【做法】①山药洗净去皮切块，鲜蘑菇、香菇撕成小块。

②油烧热，山药、蘑菇、香菇下锅炒，加调料，至快熟时用淀粉勾芡，盛出即可。

【功效】补气益胃，化痰理气，降压，抗癌，降血糖，降血脂和提高免疫功能。适用于病毒性肝炎、脂肪肝、糖尿病和动脉硬化患者。

山药豆腐汤

【原料】山药 100 克，豆腐（北）200 克，花生油、香油、酱油、精盐、蒜、香菜各适量。

【做法】①山药去皮，洗净，切成小丁块；豆腐切成小丁块，放入沸水锅内烫煮一下，捞出用冷水过凉，沥干水分；蒜拍碎剁蓉，香菜洗净切小段。

②起油锅烧热，下入蒜蓉爆香，倒入山药丁翻炒，加入适量清水煮沸。

③倒入豆腐丁，加入酱油、精盐煮沸，撒香菜，淋香油即可。

【功效】补虚养身、补肾益精、养肝护肝。

香菇炒山药

【原料】鲜山药300克,香菇15克,芹菜100克,植物油、湿淀粉、酱油、精盐各适量。

【做法】①将香菇洗净,用沸水泡约10分钟至变软,洗净切片,泡香菇的水留下备用;山药去皮洗净切小片,芹菜洗净切成相同大小的段。

②起油锅,依序加香菇、山药、芹菜炒熟,接着倒入泡香菇的水煮沸。

③待汤汁略收干后,加入湿淀粉勾芡,加酱油和精盐调味即可。

【功效】健脾益气、滋肺养胃、补肾固精、养肝护肝。

蜜汁山药

【原料】山药350克,枸杞15克,糖100克,桂花酱2茶匙(10毫升)、油。

【做法】①戴上手套,将山药洗净,去皮,切成1厘米见方、5厘米长的长条,用水浸泡,避免氧化发黑,用之前捞出沥干。枸杞用水泡软待用。

②锅中放入足够多的油(能没过山药),烧至7成热时,放入山药段用中火炸至稍稍变黄捞出,沥干油。

③将锅中的油倒出,洗净锅,放入适量的水(约100毫升),放入糖熬化。

④熬到糖水变浓时象糖浆时,放入山药和枸杞炒匀。

⑤放入桂花酱炒匀即可出锅。

山药排骨汤

【原料】山药300克,排骨200克,葱、姜、盐、黄酒各适量。

【做法】①山药洗净,去皮切断,蒸2分钟。

②排骨洗净,沙锅加满水,煮开,撇去浮沫。

③放姜片葱结,加黄酒,转小火。

④煨一小时,捡去葱结,放山药,开中火沸腾后再转小火。

⑤半小时后加适量盐,继续煨半小时至山药排骨酥烂即可。

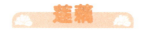

莲藕

简介

莲藕原产于印度,很早便传入中国,在南北朝时代,莲藕的种植就已相当普遍了。莲藕微甜而脆,可生食也可做菜,而且药用价值相当

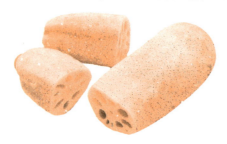

高,它的根根叶叶,花须果实,无不为宝,都可滋补入药。用莲藕制成粉,能消食止泻,开胃清热,滋补养性,预防内出血,是妇孺童妪、体弱多病者上好的流质食品和

滋补佳珍,在清咸丰年间,就被钦定为御膳贡品了。

营养成分

每百克水分77.9克、蛋白质1.0克、脂肪0.1克、碳水化合物19.8克、热量84千卡、粗纤维0.5克、灰分0.7克、钙19毫克、磷51毫克、铁0.5毫克、胡萝卜素0.02毫克、硫胺素0.11毫克、核黄素0.04毫克、尼克酸0.4毫克、抗坏血酸25毫克。

护肝功效

莲藕含有人体所需的微量元素，对调节人体功能、舒肝健脾效果极佳。莲藕还含有鞣质，有一定健脾止泻副作用，能增进食欲，促进消化，开胃健中，有益于胃纳不佳、食欲不振的肝病患者恢复健康。

食疗作用

（1）清热凉血

莲藕生用性寒，有清热凉血作用，可用来治疗热性病症；莲藕味甘多液、对热病口渴、衄血、咯血、下血者尤为有益。

（2）益血生肌

藕的营养价值很高，富含铁、钙等微量元素，植物蛋白质、维生素以及淀粉含量也很丰富，有明显的补益气血，增强人体免疫力作用。故中医称其："主补中养神，益气力"。

食用宜忌

莲藕与莲子同食，可以补肺益气、除烦止血。

莲藕与百合同食，可以润肺止咳、清心安神。

莲藕与糯米同食，可以补中益气、滋阴养血。

莲藕与姜搭配，对心烦口渴、呕吐不止有一定疗效。

莲藕与猪肉同食，可以健脾养胃。

莲藕与菊花同食，很可能会导致肠胃不适。

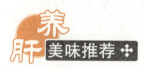

白糖煮藕粉

【原料】每次用藕粉 30~50 克，白砂糖适量。

【做法】2 味加水煮成稠糊状服用。

【功效】生津止渴，清热除烦和醒酒。适用于酒精性脂肪肝。

田七藕汁炖鸡蛋

【原料】田七粉 30 克，藕汁 30 毫升，鸡蛋 1 个。

【做法】将鸡蛋打入碗中，搅匀后加入藕汁及田七粉，拌匀并加冰糖少许蒸熟后即可服食。勿在制作中加白糖，也不宜加冰糖后放置过久。当天吃完。

【功效】主治肝癌。

莲藕炝腰花

【原料】猪腰 150 克，莲藕 200 克，蚝油、辣酱油、生抽、老抽、白糖、白酒、红葡萄酒、白醋、大蒜末、姜末、红椒末、青椒末、香葱丝、芝麻油各适量。

【做法】①将猪腰切梭子花刀块，上浆，过水，冲凉。

②莲藕切成薄片，用糖水、白醋泡好。

③将上述蚝油、辣酱油等全部调藕混合制成"腰花汁"。

④将莲藕装盘，放入腰花，淋上腰花汁，浇上芝麻油，撒上香葱丝即成。

莲藕排骨汤

【原料】排骨 200 克，莲藕 300 克，姜片、葱段、香片、桂皮、红枣、贡菊、山楂各适量。

【做法】①排骨焯水，去沫子。

②放入姜片、葱段、香片、桂皮、红枣、贡菊、山楂炖 1 个小时。

③藕去皮切块，放入沙锅，炖 20 分钟，加少许盐出锅。

④蒜泥加生抽、几滴醋，做成蒜泥汁。

第二章 饮食调理——吃出健康凸显美丽

番茄

简介

番茄别名西红柿、洋柿子,古名六月柿、喜报三元。在秘鲁和墨西哥,最初称之为"狼桃"。果实营养丰富,具特殊风味。可以生食、煮食、加工制成番茄酱、汁或整果罐藏。番茄是全世界栽培最为普遍的果菜之一。美国、苏联、意大利和中国为主要生产国。在欧、美洲的国家、中国和日本有大面积温室、塑料大棚及其他保护地设施栽培。中国各地普遍种植。栽培面积仍在继续扩大。

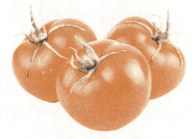

营养成分

每100克番茄中含热能80千焦(19千卡),蛋白质0.9克,脂肪0.2克,糖类3.5克,膳食纤维0.5克,维生素B_1 0.03毫克,维生素B_2 0.03毫克,维生素C 19毫克,维生素E 0.57毫克,胡萝卜素552微克,烟酸0.6毫克,钾163毫克,钙10毫克,铁0.4毫克,锌0.13毫克,钠5毫克,镁9毫克,铜0.06毫克,锰0.08毫克,磷23毫克,硒0.15微克。

护肝功效

肝病患者经常食用番茄,可补充多种维生素和矿物质,有利于肝细胞的修复、凝血因子的补充,同时也能有效保护肝细胞。而且,肝病患者经常会出现食欲不振的现象,若经常食用番茄还可以促进消化液的分泌,从而改善肝病患者食欲不振的状况。

另外，番茄含有丰富的番茄红素，番茄红素通过有效清除体内的自由基，预防和修复细胞损伤，抑制DNA的氧化，从而降低癌症的发生率。番茄红素还具有细胞生长调控和细胞间信息感应等生化作用。它能诱导细胞连接通讯，保证细胞间正常生长控制信号的传递，调控肿瘤细胞增殖，起到抗癌防癌的作用。

食疗作用

（1）抗血栓、预防眼疾

西红柿中含有一种功能成分，具有抗血小板凝聚的功效，可防止脑血栓的发生。西红柿所含的胡萝卜素，对白内障、夜盲症也有一定的防治效果。

（2）降脂降压

西红柿所含维生素C、番茄红素及果酸，可降低血胆固醇，预防动脉粥样硬化及冠心病；其所含丰富的钾及碱性矿物质，则能促进血中钠盐的排出，可降压、利尿、消肿。

食用宜忌

番茄性寒凉，脾胃虚寒者不宜多食。未成熟的番茄不能吃。未成熟的西红柿含有龙葵素，龙葵素是一种不溶于水、有毒的糖苷生物碱，对胃肠道有较强的刺激性和腐蚀性，并对中枢神经系统有麻痹作用。

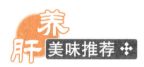

牛奶西红柿

【原料】鲜牛奶200毫升，西红柿250克，鲜鸡蛋3枚。

【做法】①先将西红柿洗净,切块待用。

②淀粉用鲜牛奶成汁,鸡蛋煎成荷包蛋待用;鲜牛奶汁煮沸,加入西红柿、荷包蛋煮片刻,然后加入精盐、白糖、花生油、胡椒粉调匀即成。

【功效】鲜美可口,营养丰富,具有健脾和胃、补中益气之功效,适用于年老体弱、脾胃虚弱者。

番茄鸡肝粥

【原料】番茄(切丁)100克,鸡肝30克,十谷米100克,盐适量。

【做法】①十谷米洗净,浸泡约2小时;鸡肝洗净切片后,放入滚水中快速汆烫备用。

②把十谷米放入锅中,加水煮滚后,转小火熬煮成粥。

③将番茄及鸡肝放入锅中,煮至鸡肝熟后,加盐调味拌匀即可。

【功效】清肝解毒功效。鸡肝含丰富的蛋白质及维生素A、维生素B_1、维生素B_2、维生素C等,除了具有补肝血、明目的作用外,也可强化气直循环,提升免疫功能。

鱼肉番茄豆腐汤

【原料】西红柿250克,鱼肉250克,嫩豆腐250克,葱花、姜片、鸡精、香油各适量。

【做法】将西红柿洗净、切块。豆腐切块待用。将鱼肉洗净,沥干水分,剁成泥,调味,放入葱花搅匀,做成鱼丸子,待用。把豆腐、西红柿一起放入锅中煮沸后放入鱼丸子,加姜片、鸡精、淋入香油,煮熟即可。

【功效】 健脾消食，养阴润燥，去脂降压，补虚益气。适用于高血压、高血脂、脂肪肝患者。

番茄牛舌

【原料】 牛舌、葱、姜、盐、料酒、白糖、番茄酱、水淀粉、香油。

【做法】 ①将牛舌泡洗干净后，放开水锅内加葱、姜、盐煮至烂熟。

②捞出凉凉，去掉舌上的薄膜，切成0.5厘米厚的片，装盘待用。

③炒锅内放油烧热，入姜末稍炸后，烹入料酒、白糖。

④在加番茄酱炒出香味后，加清水调开，再将牛舌推入锅内，加入盐。

⑤见开后用文火煨，待汁基本收尽，稍淋点水淀粉，加入香油，出锅装盘即可。

【功效】 牛舌蛋白质含量高，脂肪较低，有补气健身的作用，并且牛舌肉质细嫩，易消化，对产后防止发胖有益。

番茄拌火腿

【原料】 洋葱1个、火腿3片、小西红柿4粒、香菜2大匙、小辣椒1个。鱼露2大匙、糖1大匙、柠檬汁2大匙。

【做法】 ①洋葱去外膜，对切两半，再切细丝，放入冷开水浸泡5分钟沥干水分。

②火腿切丝，小西红柿切半，香菜切碎，小辣椒切末。

③辣椒末与调味料先搅拌均匀备用。

④洋葱丝、火腿丝、小西红柿、香菜混合，加入综合调料味料拌匀。

第二章 饮食调理——吃出健康凸显美丽

香菇

简介

香菇是世界第二大食用菌，也是我国特产之一，在民间素有"山珍"之称。它是一种生长在木材上的真菌。味道鲜美，香气沁人，营养丰富，素有"植物皇后"美誉。香菇富含维生素B群、铁、钾、维生素D原（经日晒后转成维生素D）、味甘，性平。主治食欲减退，少气乏力。

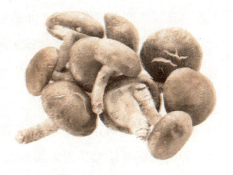

营养成分

香菇中含有许多营养物质。每100克香菇中，含蛋白质12～14克，碳水化合物59.3克，钙124毫克，磷415毫克，铁25.3毫克，以及多种维生素，主要活性物质为香菇多糖、天门冬素、腺嘌呤、三甲胺、半纤维素、甘露醇等。干香菇水浸物中含组氨酸、谷氨酸、丙氨酸等多种氨基酸及胆碱、麦角甾醇等。新鲜的香菇含分解核酸的酶，水解核酸产生嘌呤等成分。

护肝功效

香菇中含有一种高纯度、高分子结构的葡聚糖，即香菇多糖。香菇多糖能增强机体免疫力的功能，况且葡聚糖具有抗病毒、诱生干扰素和保护肝脏的作用。

乙肝患者经常食用，不仅能够提高机体免疫力，降低丙氨酸氨基转移酶（ALT），还可以防止病情 ALT 进一步发展。并可降低氨基转移酶，故食用香菇对肝病患者有良好的食疗功效。

食疗作用

（1）促进新陈代谢

香菇还含有多种维生素、无机盐，对促进人体新陈代谢，提高机体适应力有很大作用。香菇还对糖尿病、肺结核、传染性肝炎、神经炎等起治疗作用，又可用于消化不良、便秘、减肥等。

（2）防治癌症

现代研究证明，香菇多糖可调节人体内有免疫功能的 T 细胞活性，可降低甲基胆蒽诱发肿瘤的能力，香菇对癌细胞有强烈的抑制作用。香菇还含有双链核糖核酸，能诱导产生干扰素，具有抗病毒能力。

食用宜忌

香菇性属黏滞，故脾胃有寒、中焦温滞者慎服；香菇含丰富的钙、磷、铁、钾等微量元素，严重肾功能减退及尿毒症患者忌吃。

养肝美味推荐

香丝豆腐汤

【原料】茭白200克，香菇5朵，姜丝适量，香油1/2小匙，盐适量，食用油适量。

【做法】①香菇洗净切片；茭白洗净去老茎及皮切丝。

②热锅放食用油，爆香姜丝后，依序放入香菇、茭白拌炒。

③最后加盐调味，淋上香油，拌匀即可食用。

【功效】清肝解毒功效。茭白的叶酸，能帮助受损的肝细胞再生；香菇可降低胆固醇，并预防肝硬化，此菜特别适合肝病患者食用。

香菇炒肉

【原料】鲜香菇100克，猪瘦肉100克，卷心菜30克，植物油、精盐、葱、姜各适量。

【做法】①猪瘦肉洗净切成片，鲜香菇洗净切片，卷心菜洗净切成块，葱切花，姜切末。

②炒锅中加少许植物油烧热，下入姜末煸香。

③依次放入肉片、香菇、卷心菜一起炒熟，加精盐调味，撒葱花即可。

【功效】此菜对慢性胃炎、慢性肝炎、肝硬化有辅助疗效。而香菇具有降低胆固醇、降血压、增强人体免疫力、抗癌、补血等功效。

油焖香菇

【原料】水发香菇200克，植物油40克，葱、姜末、精盐、酱油、白糖、辣椒粉、味精、泡香菇的清液、红烧肉的浮油汤、湿淀粉、香油各适量。

【做法】①将香菇洗净去蒂后切成块，在水中泡一会儿。

②锅置火上，放入植物油烧至六成熟，将葱和姜末炒出香味，加入香菇、精盐、酱油、白糖、辣椒粉、红烧肉的浮油汤、味精和泡香菇的清液炒匀，盖上锅盖，焖烧至汤汁略稠，用湿淀粉勾芡，淋入香油，颠翻几下，再撒点葱末即成。

【功效】菜色如柠檬，鲜甜咸辣，香气扑鼻，补气益正。

山药烩香菇

【原料】山药300克,新鲜香菇100克,胡萝卜100克,红枣10克。香葱1棵,食用油30克,酱油1小匙,胡椒粉1小匙,精盐4小匙。

【做法】胡萝卜洗净,去皮,切成薄片;香菇洗净,切薄片;红枣洗净,泡水;葱洗净,切段;山药洗净、去皮,切成薄片,放入水中加精盐浸泡。

②锅中倒入油烧热,爆香葱段,放入山药、香菇及胡萝卜炒匀,加入红枣及酱油,用中火焖煮10分钟至山药、红枣熟软,再加入精盐和胡椒粉调匀,即可盛出。

香菇鸡汤

【原料】鸡大腿、香菇、笋子。

【做法】①香菇用水泡个20分钟,然后去蒂,对半切。

②鸡大腿肉,洗干净,切稍微大点块。

③锅中水烧开,汆烫3到4分钟去血水,然后捞出。

④锅中加冷水,倒入去血水的鸡块,放点姜片,加点白酒。

⑤等锅中水开时倒入切好的香菇,放些盐。

⑥锅中水再次沸腾的时候加入切段好的笋子。

⑦大火烧开,小火慢慢煨30到40分钟,鸡肉烂的时候就可以出锅了,如果不咸的话可再加点盐,加点葱末就可以出锅了。

金针菇

【简介】

金针菇学名毛柄金钱菌,又称毛柄小火菇、构菌、朴菇、冬菇、朴菇、冻菌、金菇、智力菇等，因其菌柄细长，似金针菜，故称金针菇，属伞菌目白蘑科金针菇属，是一种菌藻地衣类。金针菇具有很高的药用食疗作用。

营养成分

据分析，每100克金针菇所含热量26千卡、蛋白质2.4克、脂肪0.4克、碳水化合物6克、膳食纤维2.7克、维生素A 5微克、胡萝卜素30微克、维生素B_1 0.15毫克、维生素B_2 0.19毫克、维生素PP 4.1毫克、维生素C 2毫克、维生素E 1.14毫克、磷97毫克、钠4.3毫克、镁17毫克、铁1.4毫克、锌0.39毫克、硒0.28微克、铜0.14毫克、锰0.1毫克、钾195毫克、维生素D 1微克。

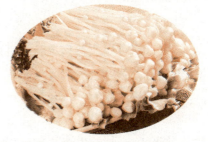

护肝功效

金针菇性寒味咸，有利于肝脏，益肠胃。经常食用金针菇，可以预防肝病及胃、肠道溃疡，尤其适合高血压患者、肝病、肥胖者和老年人食用，这主要因为它是一种高钾低钠食品。

食疗作用

(1) 治疗多种疾病

金针菇是一种高钾低钠食品，经常食用，不仅可以预防和治疗肝脏疾病及胃、肠道溃疡，而且有利于改善高血压、肥胖症。

(2) 健脑益智

金针菇中含锌量比较高，可促进儿童智力发育和健脑。它在日本等许多国家被誉为"益智菇"和"增智菇"。

（3）预防心脑血管疾病

金针菇还可抑制血脂升高，降低胆固醇，防治心脑血管疾病。

（4）消炎抗肿瘤

食用金针菇具有抵抗疲劳、抗菌消炎，清除重金属盐类物质、抗癌、抗肿瘤的作用。

（5）美容美颜

金针菇可以改善病况及女性内分泌。促进皮肤嫩滑，有美容养颜的功效。

食用宜忌

新鲜的金针菇中含有秋水仙碱，人食用后，容易因氧化而产生有毒的二秋水仙碱，它对胃肠黏膜和呼吸道黏膜有强烈的刺激作用。金针菇性寒，脾胃虚寒，慢性腹泻的人应少吃，关节炎、红斑狼疮患者也要小心食用，以免病情加重。

养肝美味推荐

金针菇红枣鸡汤

【原料】鸡腿肉250克，金针菜20克，红枣8粒，葱白、姜片适量，盐1小匙。

【做法】①红枣洗净、去籽；鸡腿肉洗净，放入滚水中氽烫备用。
②将所有材料及水煮滚后，转小火续煮约1小时。
③加盐调味即可。

【功效】清肝解毒功效。金针菜和红枣，均具有补血和安定神经的功效，能发挥养肝、清心安神的作用。

金针菇炒蛋

【原料】金针菇50克,鸡蛋100克,花生油、蒜末、精盐、酱油各适量。

【做法】①金针菇切去老根,洗净沥水;鸡蛋打入碗里,加适量精盐搅匀。

②起油锅烧热,倒入蛋液,用小火慢煎成蛋饼盛起。

③另起油锅,加蒜末爆香,倒入金针菇炒几下,加入煎好的鸡蛋,快速翻炒打散蛋饼,炒至金针菇变软后,加适量酱油和精盐炒匀即可。

【功效】补气益血、利水消肿、清肺颇气。

蒜香杭椒金针菇

【原料】杭椒4个、蒜2个、金针菇一袋、盐、鸡精适量。

【做法】①金针菇把根部去除 清洗干净。

②杭椒去茎后切成约2厘米长的段儿。

③独蒜切成薄片。

④油锅里加入底油,烧热后 转成中火 下蒜片和辣椒段一起慢慢炒出香味,直至蒜片开始变黄。

⑤下金针菇,转成大火快速翻炒均匀,加入盐、鸡精,调味。

⑥翻炒均匀,待金针菇变软后即可。

凉拌金针菇

【原料】金针菇、黄色菜椒、葱段、蒜蓉、生抽、香醋、香油、蜂蜜。

【做法】①水烧开,先放入金针菇、黄色菜椒丝烫30秒,最后加入葱丝拌匀,捞出。

②将捞出的黄色菜椒丝放入冰水里浸泡半分钟。

③适量生抽、适量香醋、适量蜂蜜,和蒜蓉充分拌匀成湿料,将黄色菜椒丝捞出,轻轻挤干水分放入拌匀。

④滴几滴香油即可。

南瓜

简介

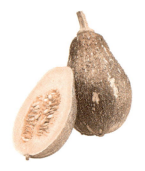

南瓜是葫芦科南瓜属的植物。因产地不同,叫法各异。又名麦瓜、番瓜、倭瓜、金冬瓜,台湾话称为金瓜,原产于北美洲。南瓜在中国各地都有栽种,日本则以北海道为大宗。嫩果味甘适口,是夏秋季节的瓜菜之一。老瓜可作饲料或杂粮,所以有很多地方又称为饭瓜。在西方南瓜常用来做成南瓜派,即南瓜甜饼。南瓜瓜子可以做零食。

营养成分

每100克含蛋白质0.6克,脂肪0.1克,碳水化合物5.7克,粗纤维1.1克,水分0.6克,胡萝卜素0.57毫克,核黄素0.04毫克,尼克酸0.7毫克,抗坏血酸5毫克,钙10毫克,磷32毫克,铁0.5毫克。

护肝功效

南瓜中含有对人体有益的多糖类,南瓜多糖是一种非特异性免疫增强剂,能提高机体的免疫功能,促进细胞因子的生成,通过活化补体等途径对免疫系统发挥多方面的调节功能。南瓜能消除致癌物质亚硝胺的突变作用,有防癌功效,并能帮助肝、肾功能的恢复,增强肝、肾细胞的再生能力。故在生活中适量食用南瓜，可以起到防癌护肝的作用。

另外，南瓜还有非常好的养肝明目作用，南瓜富含粗纤维、维生素A，对经常加班、熬夜的电脑一族养肝护目、润肠减脂有很好的作用。

食疗作用

（1）防癌防中毒

南瓜中的果胶可以中和、清除体内重金属和部分农药，还能消除致癌物质——亚硝胺的突变作用，故有防癌、防中毒的作用。

（2）帮助消化

南瓜还能促进胆汁分泌，加快胃肠蠕动，帮助食物消化。曾有报道说，常吃南瓜可以化掉胆结石。

（3）促进溃疡愈合

南瓜可以保护胃肠道黏膜不受粗糙食物刺激，促进溃疡面愈合。

食用宜忌

南瓜性温，素体胃热炽盛者少食；南瓜性偏壅滞，气滞中满者，慎食。发物之一，服用中药期间不宜食用。

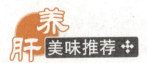

南瓜花猪肝汤

【原料】南瓜花30克，猪肝50克，姜5克，葱5克，盐5克，素油20毫升。

【做法】把南瓜花洗净,切丝。猪肝洗净,切片。姜切片,葱切段。把炒锅置武火上烧热,加入素油,六成熟时加入姜、葱,注入清水300毫升,烧沸,放入盐、南瓜花、猪肝,煮10分钟即成。

【功效】补肝肾,益气血。适用于慢性肝炎。

南瓜元气饮

【原料】南瓜100克,西洋参、芍药各15克,甘草7克,鲜奶2大匙,蜂蜜1小匙。

【做法】①把南瓜洗净、切块,放入蒸锅中,蒸至熟软。

②将西洋参、芍药、甘草放入锅中,加水熬煮成药汁。

③挖出蒸熟的南瓜果肉,和做法2的药汁、鲜奶、蜂蜜同时倒入果汁机中,打匀即可。

【功效】清肝解毒功效。南瓜可有效预防糖尿病、高血压及肝脏、肾脏的一些病变,此饮品有养肝血、补元气的功效,还能增强肝细胞的再生能力。

蚝油南瓜片

【原料】南瓜500克,青椒200克,蚝油、精盐、大蒜、白糖、湿淀粉、植物油各适量。

【做法】①将南瓜去瓤,切薄片;青椒洗净切片;大蒜切末。

②起油锅,下蒜片微炸出香味,倒入南瓜片翻炒,再加入青椒翻炒3分钟左右,加入精盐、蚝油、白糖。

③再略烧半分钟,加湿淀粉勾芡,即可出锅装盘。

【功效】青椒有温中散寒、开胃消食的功效;南瓜可帮助恢复肝、肾功能,还可增强肝、肾细胞的再生能力。故肝病患者宜多食本品。

第二章 饮食调理——吃出健康凸显美丽

紫菜南瓜汤

【原料】老南瓜100克，紫菜20克，虾皮20克，鸡蛋1枚，酱油猪油、黄酒醋、味精、香油适量。

【做法】①先将紫菜水泡，洗净，鸡蛋打入碗内搅匀，虾皮用黄酒浸泡，南瓜去皮、瓤，洗净切块。

②再将锅放火上，倒入猪油，烧热后，放和酱油炝锅，加适量的清水，投入虾皮、南瓜块，煮约30分钟，再把紫菜投入，10分钟后，将搅好的蛋液倒入锅中，加入作料调匀即成。

【功效】此汤具有护肝补肾体之功效，适宜于肝肾功能不全患者食用。

糖醋南瓜丸

【原料】南瓜、面粉各500克，精盐、白糖、醋、淀粉、植物油各适量。

【做法】①将南瓜去皮、瓤，洗净切块，笼蒸熟后，取出，控水，加面粉、白糖、食盐，揉成面团状。

②锅内放油，烧至七成热，把南瓜挤成小圆球状丸子入油中炸至金黄色时捞出。

③锅内放入底油，倒入清水100毫升，加白糖和少许精盐勾芡，淋入少许香醋倒入丸子调匀即可。

【功效】此菜肴具有补中益气，温中止泻的功效，适用于脾胃虚弱之泄泻体倦等病症。

冬瓜

【简介】

冬瓜为被子植物门、双子叶植物纲、葫芦目、葫芦科、冬瓜属一年生草本植物。瓜形状如枕，又叫枕瓜，生产于夏季。为什么夏季所产的瓜，却取名为冬瓜呢？这是因为瓜熟之际，表面上有一层白粉状的东西，就好像是冬天所结的白霜，也是这个原因，冬瓜又称白瓜。

营养成分

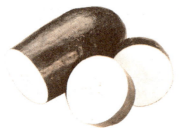

每100克冬瓜中含热能46千焦（11千卡），蛋白质0.4克，脂肪0.2克，糖类1.9克，膳食纤维0.7克，维生素B_1 0.01毫克，维生素B_2 0.01毫克，维生素C 18毫克，维生素E 0.08毫克，胡萝卜素78微克，烟酸0.3毫克，钾78毫克，钙19毫克，铁0.2毫克，锌0.07毫克，钠1.8毫克，镁8毫克，铜0.07毫克，锰0.03毫克，磷12毫克，硒0.22微克。

护肝功效

经常食用冬瓜，可补充肝炎患者的多种营养需求，还可对急性肝炎湿热内蕴型的患者起到清利湿热、消退黄疸的功效；对肝炎后期肝硬化、肝腹水的患者具有一定的利尿消肿作用，采用冬瓜皮疗效则更佳。

食疗作用

（1）减肥

冬瓜不含脂肪，碳水化合物含量少，热量低。冬瓜中所含的丙醇二酸，能有效地抑制碳水化合物转化为脂肪，可防止人体发胖，还有助于体形健美。故冬瓜自古被称为减肥妙品。

（2）降压利水

冬瓜富含多种维生素、膳食纤维和钙、磷、铁等多种矿物质，且钾盐含量高，钠盐含量低，对于动脉硬化、冠心病、高血压、水肿腹胀等疾病有良好的辅助食疗作用。

食用宜忌

冬瓜食性寒凉,脾胃虚弱,久病滑泄者忌食,久病与阳虚怕冷者忌食。

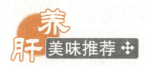

冬瓜赤豆粥

【原料】冬瓜500克,赤豆50克,粳米100克,香油适量。

【做法】①冬瓜去皮、去子,洗净切块。

②赤豆浸泡4小时,粳米淘洗干净,浸泡1小时。

③将冬瓜块、赤豆、粳米放入锅内,加入适量清水,置旺火上煮沸,改小火熬煮至豆烂、粳米开花时,调入香油搅匀即可。

【功效】补中益气、利水消肿。冬瓜性凉、味甘淡,有利水清热、消痰解毒的功效;赤豆有除热毒、散恶血、消胀满、利小便的作用。故此粥可辅助治疗急、慢性肾炎水肿,肝硬化、肝腹水等。

冬瓜饴糖饮

【原料】冬瓜1个,饴糖500克。

【做法】在冬瓜蒂处开口,挖去瓜瓤,然后倒入饴糖,仍将瓜蒂盖上,用毛竹丝杆插紧,放入稻壳火中,煨24小时,候冷取出冬瓜内汤水即成。每天2次,上、下午各服1次,每次服用150毫升。

【功效】清热解毒,利水消肿。适合于急性黄疸型肝炎,体弱、小便不利患者饮用。

冬瓜鲩鱼汤

【原料】鲩鱼1条,冬瓜200克,姜丝10克。食用油1大匙,盐适量,米酒1小匙。

【做法】①将鲩鱼洗净,去除鳃及内脏;冬瓜去皮、洗净、切块备用。

②在锅中放食用油加热,将鲩鱼煎至外表微黄后,加入冬瓜、清水用大火煮滚后,转小火续煮30分钟。

③加入姜丝、盐及米酒拌匀即可。

【功效】消肝解毒功效。鲩鱼有平肝、暖胃、祛风的作用;冬瓜可消暑解渴、降胃火,常喝冬瓜鲩鱼汤,有平肝清热,治疗头痛的功效。

冬瓜银耳羹

【原料】冬瓜250克,银耳30克。

【做法】①先将冬瓜去皮、瓤,切成片状;银耳水泡发,洗净。

②锅放火上加油烧热,把冬瓜倒入煸炒片刻,加汤、盐,烧至冬瓜将熟时,加入银耳、味精、黄酒调匀即成。

【功效】此汤羹具有清热生津,利尿消肿之功效,适宜于高血压,心脏病,肾炎水肿等患者服食。

碧玉冬瓜

【原料】冬菇二两、冬瓜一斤半,姜一片,葱一条,盐1/4茶匙,糖1/4茶匙,生粉1/3茶匙,油二汤匙,水三汤匙。蒸冬瓜的汤一杯,麻油、古月粉适量,糖1/4茶匙,生粉一茶匙半。

【做法】①冬瓜去皮去瓤,批成马蹄大小形状,洗净滴干水,泡油。

②冬瓜盛大碗内,加入蒸冬瓜调味,约蒸半小时。

③冬菇用清水浸软,去脚揸干水,加蒸冬菇调味蒸半小时。

④把冬瓜、冬菇排在碟上。

⑤下油一汤匙,煮滚献,试味,淡可加许盐,淋在冬瓜上,冬菇上。

第二章 饮食调理——吃出健康凸显美丽

黄瓜

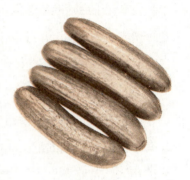

简介

黄瓜，也称胡瓜、青瓜，属葫芦科植物。广泛分布于中国各地，并且为主要的温室产品之一。黄瓜是由西汉时期张骞出使西域带回中原的，称为胡瓜，五胡十六国时后赵皇帝石勒忌讳"胡"字，汉臣襄国郡守樊坦将其改为"黄瓜"。黄瓜的茎上覆有毛，富含汁液，叶片的外观有3~5枚裂片，覆有绒毛。

营养成分

每100克含蛋白质0.6~0.8克，脂肪0.2克，碳水化合物1.6~2.0克，灰分0.4~0.5克，钙15~19毫克，磷29~33毫克，铁0.2~0.3毫克，维生素C 4~11毫克。

护肝功效

经医学研究发现，黄瓜中含有的葫芦素具有提高人体免疫功能的作用，不仅可以达到治疗慢性肝炎的目的，还可抗肿瘤，因此对于乙型肝炎患者应该多食黄瓜。另外，黄瓜中所含的丙氨酸、精氨酸和谷胺酰胺对肝病患者，特别是对酒精肝硬化患者有一定辅助治疗的作用，可防酒精中毒，所以黄瓜也可以作为预防酒精肝的食疗食物。

此外，黄瓜含有维生素B_1，对改善大脑和神经系统功能有利，能安神定志，辅助治疗失眠症；有利于预防因抑郁而导致的肝类疾病。

食疗作用

(1) 保护皮肤

黄瓜是一味可以美容的瓜菜，被称为"厨房里的美容剂"。它含有人体生长发育和生命活动所必需的多种糖类和氨基酸，含有丰富的维生素，经常食用或贴在皮肤上，可有效地对抗皮肤老化，减少皱纹的产生。如果因日晒引起皮肤发黑、粗糙，用黄瓜切片擦抹患处，有很好的改善效果。

(2) 降胆固醇

鲜黄瓜中含有非常娇嫩的纤维素，既能加速肠道腐坏物质的排泄，又有降低血液中胆固醇的功能。因此，患有肥胖病、高胆固醇和动脉硬化的病人，常吃黄瓜大有益处。

食用宜忌

食物中维生素C含量越多，被黄瓜中的分解酶破坏的程度就越严重。所以黄瓜和西红柿一块吃是不正确的。

养肝美味推荐

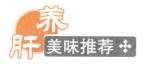

酥炸黄瓜

【原料】嫩黄瓜300克，鸡蛋1个，面粉50克，精盐、味精、胡椒粉、小苏打、花椒盐、植物油各适量。

【做法】①将黄瓜消毒洗净，切去两头，用刀劈为两半，挖去瓜瓤，切成4厘米长、0.8厘米粗的黄瓜条。

②锅内注入清水烧开后，放入黄瓜条烫一下捞出，装入碗内，撒上精盐、味精、胡椒粉拌匀。把鸡蛋磕入碗内，加入面粉、小苏打和适量清水调成糊。

③炒锅置火上,倒入植物油,烧至六七成热时,将黄瓜条挂上蛋糊,分批投入油内,炸至发挺,微黄时捞出,待油温升高时,再入油复炸至金黄色,捞出,沥去余油,装入盘内,撒上花椒盐拌匀即成。

【功效】色泽金黄,外脆里嫩,清香可口,适用于减肥者。

黄瓜炒鸡蛋

【原料】黄瓜30克,鸡蛋100克,植物油、姜片、精盐各适量。

【做法】①黄瓜洗净,斜刀切片;鸡蛋打散加精盐拌匀。

②炒锅置火上,加入植物油烧热,下蛋液煎成金黄色,炒散。

③另起油锅,放入姜片炒香,加入黄瓜炒熟,放入炒好的鸡蛋,调入少许精盐,炒匀装盘即成。

【功效】补阴益血、除烦安神、护肝养胃。鸡蛋性平、味甘,能补脾和胃,黄瓜能预防酒精肝,故两者配菜可作为肝病患者的辅助食疗。

车前草黄瓜汤

【原料】车前草20克,黄瓜100克,姜5克,葱5克,盐5克。

【做法】①把车前草洗净。黄瓜洗净去瓤,切薄片。姜切丝,葱切段。

②把车前草、黄瓜、姜、葱、盐放入炖杯内,加水300毫升。

③把锅置武火上烧沸,再用文火煮30分钟即成。喝汤,吃黄瓜。

【功效】除热,利水,解毒。适合于中毒性肝炎患者食用。

辣黄瓜

【原料】黄瓜、萝卜、姜蒜、小葱、韭菜、辣椒末、盐糖、鱼露、萝卜丝、姜蒜、小葱、韭菜。

【做法】①黄瓜切成四瓣。

②放入盐水浸泡12小时,浸泡时用重物压着。

③沥干水分。

④大蒜和姜捣碎。

⑤萝卜、姜蒜、小葱、韭菜、辣椒末、盐糖,鱼露拌匀。

⑥均匀地抹在黄瓜上即可。

黄瓜凉拌腐竹

【原料】腐竹、黄瓜2根。

【做法】①将黄瓜洗净,切去两头,再切成小块,放大碗内加盐拌匀,腌15分钟这样,轻轻挤去水分。

②用水将腐竹泡胀,洗净,下开水锅中汆一下,再用凉水过凉,捞起挤干,然后再切成小段。

③将黄瓜、腐竹与精盐、蒜末,味精、白醋,少许糖,香油拌匀装盘即可。

苦瓜

简介

苦瓜又名凉瓜,是葫芦科植物,为一年生攀缘草本。茎、枝、叶柄及花梗披有柔毛,腋生卷须。叶子的直径达3~12厘米,有5~7道掌状深裂,裂片呈椭圆形,外沿有锯齿。春夏之交开花,雌雄同株,黄色。果实长椭圆形,表面具有多数不整齐瘤状突起。种子藏于肉质果实之中,成熟时有红色的囊裹着。苦瓜是人们喜爱的一种蔬菜,

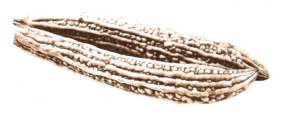

原产地不清楚,但一般认为是原产于热带地区。在南亚、东南亚、中国、和加勒比海群岛均有广泛的种植。

营养成分

每 100 克含蛋白质 1.2 克,脂肪 0.1 克,碳水化合物 3.0 克,胡萝卜素 0.08 毫克,尼克酸 0.8 毫克,维生素 B_1 0.01 毫克,维生素 C 125 毫克,钾 343 毫克,钠 1.8 毫克,磷 30 毫克。

护肝功效

苦瓜的维生素 C 含量很高,维生素 C 能破坏病菌的核酸,促进体内攻击病菌的干扰素的制造,提高免疫力,这种干扰素同时也是治疗癌症和病毒性肝炎的特效药。

苦瓜中的蛋白质成分及大量维生素 C 能提高机体的免疫功能,使免疫细胞具有杀灭癌细胞的作用;苦瓜汁含有某种蛋白成分,能加强巨噬能力,临床上对淋巴肉瘤和白血病有效;从苦瓜子中提炼出的胰蛋白酶抑制剂,可以抑制癌细胞所分泌出来的蛋白酶,阻止恶性肿瘤的生长和预防肝癌。

食疗作用

(1) 降低血糖

苦瓜的新鲜汁液,含有苦瓜苷和类似胰岛素的物质具有良好的降血糖作用,对糖尿病有一定的辅助疗效,是糖尿病患者的理想食品。

(2) 减肥美容

苦瓜中的苦瓜素被誉为"脂肪杀手",有健美减肥的功效。

(3) 促进饮食、消炎退热

苦瓜中的苦瓜苷和苦味素能增进食欲,健脾开胃,所含的生物碱类物质奎宁,有利尿活血、消炎退热、清心明目的功效。

食用宜忌

苦瓜是糖尿病患者理想的食物。苦瓜含有奎宁，会刺激子宫收缩，引起流产，孕妇忌食。同时，苦瓜性寒，脾胃虚寒者不宜食用。不要一次吃得过多。

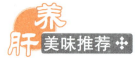

养肝美味推荐

猪蹄炖苦瓜

【原料】猪蹄2只，苦瓜300克，姜20克，葱20克，盐、味精、植物油、汤各适量。

【做法】①猪蹄氽烫后切块。苦瓜洗净、去瓤，切成长条。姜、葱拍破。

②锅中放植物油烧热，放入姜、葱煸炒出香味，放入猪蹄和盐稍炒，加汤同煮至猪蹄熟软，放入苦瓜稍煮，用味精调味，出锅即可。

【功效】猪蹄含有丰富的胶原蛋白，极易消化，可滋阴补液。苦瓜清热凉血，有明显的降血糖功效。此菜补而不腻，咸香爽口，适于经常食用。

苦瓜玉米汤

【原料】苦瓜300克，玉米100克，排骨250克，鸡精、精盐各适量。

【做法】①苦瓜剖开，挖去瓤和子，洗净切块；玉米洗净切段；排骨斩件，入沸水中氽去血水。

②锅中加入适量清水，放入排骨、玉米、苦瓜大火煮沸。

③转小火慢煮15分钟，加入鸡精、精盐调味即可。

【功效】补中益气、调中开胃、益肺宁心。此汤中的排骨可补中益气，增强体质；玉米有抗毒的功效；而苦瓜则可养血滋肝，润脾补肾。故此汤肝病患者宜食。

苦瓜茶

【原料】鲜苦瓜数条，绿茶适量。

【做法】①将苦瓜洗净，切为两段，去瓤，装满绿茶，再将两段拼起，用竹签插牢，把瓜挂在通风处阴干后切碎，装瓶备用。

②每次取10克，放入保温杯中，沸水盖严浸泡20分钟，代茶频饮。

【功效】适用于中暑发热、烦渴、小便不利等。

苦瓜排骨汤

【原料】排骨，苦瓜，红枣，香菇，盐。

【做法】①排骨剁小段，飞水，冲洗干净备用。

②苦瓜去瓤后切大块，香菇、红枣泡发。

③沙锅中放排骨，红枣，香菇加足水大火烧开后改中火炖至排骨接近酥烂。

④放入苦瓜再煮至苦瓜用快子可以轻易挫过去，下盐调味即可。

【功效】苦瓜有清暑泄热，明目解毒的功效；另外，苦瓜有明显的降血糖的作用，是糖尿病患者理想的食品。

苦瓜鲈鱼煲

【原料】苦瓜150克，鲈鱼150克，胡萝卜25克。盐、味精、料酒、高汤、胡椒粉、生粉各适量，蛋清一只。

【做法】①鲈鱼洗净，去骨，片成片；苦瓜洗净，去籽，切成斜刀片，待用；胡萝卜洗净，切成大刀片待用；鲈鱼片用生粉、蛋清、盐、料酒、味精上浆，并用少许生油拌匀。

②起油锅，将鱼片、苦瓜、胡萝卜分别入锅滑上油，然后捞出沥干油分。原锅内加入适量高汤并用上述调料调味，投入鱼片、苦瓜、胡萝卜片，翻匀后用水生粉勾芡，淋入适量生油，装入烧热的煲内即可上桌。

芦笋

简介

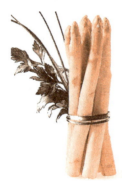

芦笋是世界十大名菜之一，又名石刁柏。在国际市场上享有"蔬菜之王"的美称，芦笋富含多种氨基酸、蛋白质和维生素，其含量均高于一般水果和蔬菜，特别是芦笋中的天冬酰胺和微量元素硒、钼、铬、锰等，具有调节机体代谢，提高身体免疫力的功效，在对高血压、心脏病、白血病、血癌、水肿、膀胱炎等的预防和治疗中，具有很强的抑制作用和药理效应。

营养成分

每 100 克含蛋白质 2.5 克，脂肪 0.2 克，碳水化合物 5 克，粗纤维 0.7 克，钙 22 毫克，磷 62 毫克，钠 2 毫克，镁 20 毫克，钾 0.728 克，铁 1 毫克，铜 0.04 毫克，维生素 A90 国际单位、维生素 C 33 毫克，叶酸 0.109 毫克等。

护肝功效

芦笋含有0.71%~0.96%的非蛋白含氮物质,其中主要是天冬酰胺。现代医学证明,天冬酰胺对人体有许多特殊的生理作用。能利小便、镇静安神,对心脏疾病、水肿、肾炎、痛风等都有一定治疗效果。它所含有的天冬酰胺酯,有较明显的抗癌作用,特别是对白血病的治疗效果已被世界所公认。

除此以外,天冬酰胺脂及其盐类,还能增进人的体力,使人消除疲劳。其药用效能可治疗全身倦怠、食欲不振、蛋白代谢障碍、急慢性肝炎、肝硬化、高血压、动脉硬化、神经痛、神经炎、湿疹、皮炎等多种疾病。所以芦笋是一种不可多得的保健良药。

食疗作用

(1) 抗癌

芦笋具有防止癌细胞扩散的功能。国际癌症病友协会研究认为,它对膀胱癌、肺癌、皮肤癌和肾结石等有特殊疗效,并且几乎对所有的癌症都有一定疗效。是世界公认的"高档保健蔬菜"和"第一抗癌果蔬"。

(2) 防治心血管疾病

芦笋可促进胃肠蠕动,排除毒素,帮助消化,增进食欲,且有预防、治疗血管疾病的作用。

(3) 保护机体

芦笋可以改变体内酸性环境,达到酸碱平衡的作用,有利于人体对营养的均衡吸收,避免和减轻酸性物质对人体的伤害。

食用宜忌

芦笋适用于炒、烧、拌、炝,也可做配料或馅。芦笋不宜生吃,也不宜长时间存放,存放一周以上最好就不要食用了,因其含有少量嘌呤,痛风患者不宜多食。

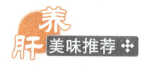

芦笋炒肉片

【原料】 芦笋200克,猪肉200克,香菇15克,大蒜、酱油、料酒、精盐、植物油各适量。

【做法】 ①猪肉洗净切片,加酱油、料酒抓拌均匀,腌制10分钟;芦笋洗净切斜段;香菇泡发,洗净切片;大蒜切末。

②起油锅烧热,放入肉片滑一下,盛出。

③锅内留油烧热,爆香大蒜末,将肉片放入翻炒;加入芦笋、香菇、少许清水一起拌炒至熟,加精盐调味即可。

【功效】 补肾液、滋肝阴、润肌肤。此菜中猪肉可滋肝阴、补血;芦笋可增进食欲;香菇可补肝肾、健脾胃、益气血。三者配菜是道不错的护肝菜。

芦笋薏苡粥

【原料】 芦笋50克,玉米须200克,薏苡仁50克,粳米50克。

【做法】 ①先将鲜芦笋洗净切碎后,盛入碗中,备用。

②再将玉米须洗净,切成小段,放入双层纱布袋中,扎紧袋口,与洗干净的薏苡仁、粳米同放入沙锅,加水适量,武火煮沸后,改用文火煨煮30分钟,取出玉米须纱袋,滤尽药汁,调入切碎的芦笋,继续用文火煨煮至薏苡仁熟烂如酥,粥黏稠即成。

【功效】 清热利湿,抗癌退黄。适用于湿热内蕴型肝癌伴发黄疸者。

第二章 饮食调理——吃出健康凸显美丽

芦笋鸡丝

【原料】芦笋，鸡胸肉。

【做法】将芦笋洗净，用微波炉小火加热至微熟，切成细丝。鸡胸肉也切成丝，和芦笋一起下锅炒熟。

【功效】鸡肉含有丰富的蛋白质、脂肪和微量元素，芦笋含有丰富的碳水化合物和维生素，两种食物搭配营养更全面。

芦笋炒虾仁

【原料】虾仁50克、绿芦笋150克、葱20克、料酒1小匙、生姜丝少许，油、盐适量。

【做法】①葱、姜切丝，绿芦笋洗净切段。

②绿芦笋放入沸水中焯一会盛出。

③炒锅中加适量油烧热，如葱、姜丝炒香。

④下虾仁翻炒，下芦笋翻炒至熟。

⑤加入盐、酒调味。

酱烧牛肉沫芦笋

【原料】芦笋、洋葱半个、泡发的香菇适量、牛里脊1小块、葱1根。蚝油、盐、鸡粉、白糖、美极鲜酱油、黄豆酱、生粉水。

【做法】①干香菇用温水泡发备用；牛里脊切成片后用刀拍扁，然后切成碎肉丁，调入蚝油腌制备用；洋葱切丁；泡好的香菇切丁；葱切葱花。

②芦笋切去老根清洗干净后放入沸水锅中，加入几滴油煮2~3分钟至熟，捞出控干水分摆在盘中；炒锅放油烧热后，倒入2~3大勺黄豆酱。

③接着放入洋葱及香菇丁翻炒至香味出来,半熟后,放入腌好的牛肉末打散,倒少许水进去以防粘锅,加1勺糖,再调入美极鲜酱油少许,鸡精,再根据个人口味适当放盐,最后放入生粉水调成均匀的酱汁加入葱花浇在芦笋上即可。

洋葱

简介

洋葱,为2年生草本植物。有关洋葱的原产地说法很多,但多数认为洋葱产于亚洲西南部中亚西亚、小亚西亚的伊朗、阿富汗的高原地区。洋葱的起源已有5000多年历史,公元前1000年传到埃及,后传到地中海地区,16世纪传入美国,17世纪传到日本,20世纪初传入我国。洋葱在我国分布很广,南北各地均有栽培,而且种植面积还在不断扩大,是目前我国主栽蔬菜之一。我国已成为洋葱生产量较大的4个国家(中国、印度、美国、日本)之一。我国的种植区域主要是山东、甘肃、内蒙古、新疆等地。

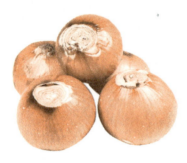

营养成分

洋葱含有挥发性物质Rn硫醇、二甲二硫化物、二烯丙基二硫化物与二烯丙基硫醚、三硫化物、硫代亚磺酸盐和少量柠檬酸盐、苹果酸盐等,因此具有辛辣气味。

每100克洋葱鲜品中含水分89.2克,蛋白质1.1克,脂肪0.2克,碳水化合物8.1克,膳食纤维0.9克,胡萝卜素20微克,维生素B_1 0.03毫克,维生素B_2 0.03毫克,尼克酸0.3毫克,维生素C 8毫克,维生素 E 0.14 毫克，钾 147 毫克，钠 4.4 毫克，钙 24 毫克，镁 15 毫克，铁 0.6 毫克，锰 0.14 毫克，锌 0.23 毫克，铜 0.05 毫克，磷 39 毫克，硒 0.92 毫克。

护肝功效

常吃洋葱，可预防脂肪肝、心脑血管疾病的发生。

食疗作用

（1）预防心血管疾病

洋葱是蔬菜中惟一含前列腺素 A 的。前列腺素 A 能扩张血管，降低血液黏度，因而会产生降血压、增加冠状动脉的血流量、预防血栓形成的作用。经常食用对高血压、高血脂和心脑血管病人都有保健作用。

（2）抗氧化

洋葱所含的微量元素硒是一种很强的抗氧化剂，能清除体内的自由基，增强细胞的活力和代谢能力，具有防癌抗衰老的功效。其所含的维生素 C 和胡萝卜素都是抗氧化剂，因此洋葱对致癌的硝酸盐有抑制作用。

食用宜忌

洋葱不宜放盐腌制后生食，否则会使水溶性的营养成分外渗散失，营养价值降低。

洋葱不宜加热过久，因其含有丰富的维生素 B，加热能使这些成分散失，时间越长损失越多。加热还可使其他水溶性的营养成分散失，影响口味。

胃火炽盛者不宜食用洋葱。

洋葱不宜切碎放置后食用。

过量食用洋葱易致贫血，还会产生胀气和排气过多，给人造成不快。凡有皮肤瘙痒性疾病和患有眼疾、眼部充血者应少食。

洋葱是蔬菜，没有副作用，除了对洋葱过敏的人外，任何人都可以吃。若以改善血压或者血糖值为目的，每天吃 1 个为宜；若以保健为目的，每天吃 50 克左右（约 1/4 个洋葱）为宜。

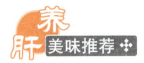

洋葱咕噜肉

【原料】猪五花肉、洋葱、黄瓜、罐头菠萝、大葱、蒜末、干淀粉、湿淀粉、芝麻油、白醋、白糖、番茄酱、辣椒油、盐、味精、料酒、胡椒粉、花生油各适量。

【做法】①猪肉切成 2 厘米厚的片，两面剞上交叉的花刀，再切成 2 厘米见方的块。洋葱剥去外皮，切块。黄瓜切滚刀块，菠萝切 2 厘米见方的块。大葱从中间剖开，切成段。

②将肉块放入盆内，加料酒、盐、味精、胡椒粉、芝麻油拌匀，腌制入味，再加湿淀粉拌匀取出，滚上一层干淀粉，用手攥成圆形肉团。

③白醋、白糖、番茄酱、辣椒油、盐加适量清水调成糖醋汁。

④炒锅置火上，倒入油烧至八成热，将肉团逐个下锅，炸至外焦里嫩时捞出，沥油。原锅留底油，下入蒜末、葱段、黄瓜、洋葱、菠萝煸炒几下，倒入糖醋汁，用湿淀粉勾芡，待汁起泡时倒入炸好的肉团，再浇入少许热油，翻炒均匀即成。

【功效】温中活血，理气健体。适用于胃阳不足，不思进食，体虚无力等症状。

炒洋葱丝

【原料】洋葱 250 克，调料适量。

【做法】洋葱切丝，起油锅煸炒至熟，加入调料即成。佐餐食用。

【功效】活血理气，清热化痰。适用于高血压、脂肪肝、高胆固醇血症。

肉丝炒洋葱

【原料】洋葱300克，猪肉200克。

【做法】①将洋葱、猪肉洗净切细丝，略加生粉拌入肉丝内；锅烧热，将油入锅，下肉丝爆炒断生后，盛盘中待用。

②洋葱入油锅中煸出香味后，下肉丝，翻炒片刻，酌加调味品，待洋葱九成熟时，即可起锅。

【功效】具有温中健体、辛香开胃的功效。适用于胃阳不足、纳呆食少、体虚易于外感等病症。

洋葱炒牛肉

【原料】牛肉半斤、洋葱一个。

【做法】①将牛肉逆纹切片，用少许盐、生油、生抽、生粉、胡椒粉、味精或鸡粉，料酒、拌匀，腌制10至20分钟。使其入味。

②洋葱环切成一丝丝。

③热锅放少许生油，先炒洋葱。

④将炒软的洋葱拨开一边，把腌好的牛肉以及腌肉汁一起倒入锅，然后翻炒。

⑤翻炒熟后再洒上点黑椒粉炒匀，即可出锅。

洋葱土豆焖饭

【原料】洋葱、土豆和大米。

【做法】①土豆洗净，去皮切成小丁。

②洋葱洗净,去皮去根蒂,取一部分洋葱肉,切碎。

③大米淘洗干净,置于电饭煲的内胆内。然后加入适量的煮米水,放在一边待用。

④锅烧热,加油烧热,入洋葱碎翻炒出香味。

⑤加入切好的土豆丁,炒香后关火。

⑥把炒好的洋葱和土豆一并倒入电饭煲的内胆里。

⑦撒上些盐调味,连同米、水搅匀,焖熟即可。

黑木耳

简介

木耳,别名黑木耳、光木耳。真菌学分类属担子菌纲,木耳目,木耳科。色泽黑褐,质地柔软,味道鲜美,营养丰富,可素可荤,不但为中国菜肴大添风采,而且能养血驻颜,令人肌肤红润,容光焕发,并可防治缺铁性贫血及其他药用功效。主要分布于黑龙江、吉林、福建、台湾、湖北、广东、广西、四川、贵州、云南等地。生长于栎、杨、榕、槐等120多种阔叶树的腐木上,单生或群生。目前人工培植以椴木的和袋料的为主。

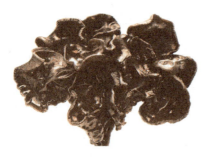

营养成分

每100克黑木耳中含热能858千焦(205千卡),蛋白质12.1克,脂肪1.5克,糖类35.7克,膳食纤维29.9克,维生素B_1 0.17毫克,维生素B_2 0.44毫克,胡萝卜素100微克,维生素E 11.34毫克,烟酸

2.5毫克，钾757毫克，钙247毫克，铁97.4毫克，锌3.18毫克，钠48.5毫克，镁152毫克，铜0.32毫克，锰8.86毫克，磷292毫克，硒3.72微克。

护肝功效

现代医学研究表明，木耳所含的卵磷脂可增强免疫力、抗细胞老化，具有很好的保护肝脏的作用。研究还发现，木耳有抗血小板凝聚、降低血凝的作用，可防止血栓形成，有助于防治动脉粥样硬化，并具有抑菌抗炎、保肝、降血脂、降血糖等作用，对癌细胞也有抑制作用，可有效预防肝癌的发生。

食疗作用

（1）预防心血管疾病

黑木耳具有益气强身、滋肾养胃、活血等功能，它能抗血凝、抗血栓、降血脂，降低血黏度，软化血管，使血液流动顺畅，减少心血管病的发生。

（2）促进结合排出

它所含的植物碱具有促进消化道、泌尿道各种腺体分泌的特性，植物碱还能协同这些分泌物催化结石，润滑肠道，使结石排出体外。

（3）防止便秘、防癌

黑木耳"多糖体"是一种天然的滋补剂，它和黑木耳中丰富的纤维素共同作用，能促进胃肠蠕动而防止便秘，有利于体内大便中有毒有害物质及时清除和排出，从而起到预防直肠癌等癌症的作用，还可促使肠道脂肪食物的排泄，减少食物中脂肪的吸收，从而起到防止肥胖和减肥作用。癌症患者在使用了这种多糖体后，体内球蛋白的组成成分有显著增加，从而增强了抵抗力。

食用宜忌

①新鲜的黑木耳不宜食用。因为新鲜木耳含有一种卟啉类光感物质，食用后身体被太阳照射的暴露部位可引起日光性皮炎，出现瘙痒、疼痛、水肿，甚至发生感染，严重者因喉头水肿还可发生呼吸困难。②因黑木耳具有抗血小板聚集和抗凝血的作用，因此患有血小板减少等有出血性倾向疾病者，应少食或不食黑木耳，否则，会加重出血倾向。③黑木耳有一定的滑肠作用，故脾虚消化不良或大便稀者忌食，对本品及相类似真菌过敏者也应慎食。

养肝美味推荐

木耳清蒸鲫鱼

【原料】水发木耳100克，水发香菇2个，鲜鲫鱼250克。

【做法】将已发的木耳去杂洗净，撕成小片。香菇去蒂洗净撕片。将洗好理净的鲜鱼放入碗中，加入姜片、葱段、料酒、白糖、精盐、猪油，上覆以木耳，香菇片，上笼蒸半小时即成。

【功效】可作为久病体虚、气血不足、乳汁不下、脾虚水肿、小便不利等病症的食疗菜肴。

黑木耳烧乌参

【原料】乌参250克，黑木耳2朵，熟竹笋1个，杜仲10克，天麻、白芍药各5克，葱段、姜片适量，食用油、酱油各1大匙，香油1小匙，盐、砂糖各1/2小匙，淀粉、米酒适量。

【做法】①将中药材加水熬煮成药汁。

②去除乌参内脏、洗净、切块；黑木耳、竹笋切片。

③在锅中放食用油加热,爆香葱段、姜片后,放入做法2拌炒,接着放药汁及所有调味料,以小火煮5分钟,最后加入水淀粉勾芡即可。

【功效】清肝解毒功效。多吃此道菜,能平肝补肾、养阴润燥、软化血管;也很适合高血压、高胆固醇、动脉硬化、习惯性便秘患者食用。

冬瓜拌木耳

【原料】黑木耳30克,冬瓜500克,白糖、香油各适量。

【做法】①将黑木耳用温水泡发,入沸水中汆烫,捞出沥水。

②冬瓜去皮洗净切块,入沸水中汆熟。

③将冬瓜、黑木耳放入大碗内,调入白糖、香油拌匀,装盘即成。

【功效】清热解暑、利尿祛湿。黑木耳可增强机体免疫力,经常食用可起到防癌、抗癌的作用。此菜适合肝硬化腹水、纳差、脘闷、水肿、倦怠患者食用。

凉拌木耳

【原料】黑木耳、红萝卜、柠檬、蒜泥、葱丝、盐、白糖、鸡精、陈醋

【做法】①黑木耳放温水里充分泡发,清洗干净(可以用盐或面粉来清洗)。

②胡萝卜切成丝,备用。

③把清洗干净的黑木耳去蒂,撕成小片。

④用开水把黑木耳焯熟,焯好后迅速放凉水内过凉(保持它的颜色和口感)。

⑤把黑木耳、胡萝卜丝放入大一点盆里,加蒜泥、葱丝、盐、白糖、鸡精、少量陈醋一起搅拌均匀。

⑥最后淋上柠檬汁。也可加上麻油拌匀撒些芝麻或者花生碎,口感更佳。

木耳炒肉丝

【原料】肉丝 250 克,干木耳一把。

【做法】①肉丝用盐,料酒,淀粉腌制 10 分钟。

②干木耳买回来先泡起来,等发好了去蒂切片。

③锅中底油,油热放姜丝,多放一点爆香一下。然后倒入肉丝煸炒。

④煸炒 2 分钟肉丝发白了,可以倒入切好的木耳继续翻炒 1 分钟。

⑤加点盐,稍微加点水。

⑥开了就可以加点鸡精起锅了。

肉类

猪肝

简介

肝脏是动物体内储存养料和解毒的重要器官,含有丰富的营养物质,具有营养保健功能,是最理想的补血佳品之一。猪肝含有多种营养物质,它富含维生素 A 和微量元素铁、锌、铜,而且鲜嫩可口,但猪肝食前要去毒。

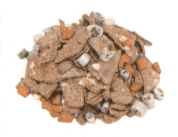

营养成分

每 100 克猪肝中含热能 540 千焦(129 千卡),蛋白质 19.3 克,脂肪 3.5 克,糖类 5 克,胆固醇 288 毫克,维生素 B_1 0.21 毫克,维生素

B_2 0.08 毫克，维生素 A 4 972 微克，维生素 C 20 毫克，维生素 E 0.86 毫克，烟酸 15 毫克，钾 235 毫克，钙 6 毫克，铁 22.6 毫克，锌 5.78 毫克，钠 68.6 毫克，镁 24 毫克，铜 0.65 毫克，锰 0.26 毫克，磷 310 毫克，硒 19.21 微克。

护肝功效

猪肝的营养价值很高，含有丰富的蛋白质、维生素 A 和 B 族维生素，以及钙、磷、铁、锌等矿物质，均属人体所必需又容易缺乏的营养物质。吃猪肝有明目补血、护肝养颜和防治夜盲症的食疗保健作用。猪肝和我们人类肝脏的结构、成分、功能十分相似，其蛋白质含量远比瘦肉高，所含的碳水化合物为糊精，容易被人体消化和吸收，还含有各种维生素和无机盐，常吃可以"以脏补脏"，补肝血，养肝阴，清肝热，对慢性肝炎、肝硬化等肝病患者多有益处。

食疗作用

（1）改善贫血

猪肝中铁丰富，食用猪肝可调节和改善贫血病人造血系统的生理功能，它是补血食品中最常用的食物。

（2）明目

猪肝中富含的维生素 A，能保护眼睛，维持正常视力，防止眼睛干涩、疲劳。

食用宜忌

猪肝是猪体内最大的毒物中转站解毒器官，各种有毒的代谢产物和混入食料中的某些有毒物质如农药等，都会聚集在肝脏中，因此炒猪肝不要一味求嫩，否则，既不能有效去毒，又不能杀死病毒、寄生虫卵。

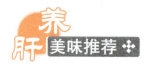

猪肝绿豆粥

【原料】猪肝100克,绿豆60克,白米50克,盐适量。

【做法】①猪肝洗净切片,放入滚水中汆烫后捞出备用。

②洗净绿豆、白米,放入锅中,加水熬煮成粥。

③将猪肝片放入做法2中,煮至全熟后,加盐调味即可。

【功效】清肝解毒功效。食用猪肝,可补肝、养血、明目,搭配富含维生素A、B族维生素和维生素C的绿豆,一起熬煮成粥,可促进胆汁分泌,帮助肝脏运转,达到补血养肝的功效。

苦瓜猪肝汤

【原料】猪肝90克,苦瓜150克,红枣(干)15克,姜、鸡精、高汤、精盐各适量。

【做法】①苦瓜去瓤洗净切块;红枣洗净去核;姜去皮洗净切片。

②新鲜猪肝洗净切片,放入沸水锅中汆一下捞出。

③把猪肝、苦瓜、红枣、姜片同放锅内,加高汤适量,大火煮沸后,改小火煮1小时,加精盐、鸡精调味即可。

【功效】清热解毒、利水退黄、养肝护肝。此汤适宜于急性肝炎患者、急性胆囊炎属湿热者,亦可用于小儿疳积;寒湿黄疸者不宜饮用本品。

海参猪肝汤

【原料】水发海参60克,猪肝60克。

【做法】猪肝切块，与水发海参一同入锅，共炖成汤即可。

【功效】每日1剂，连用10~15日。适用于肝硬化、脾功能亢进引起的贫血者的食疗滋补。

酱爆猪肝

【原料】猪肝、茭白、青椒、葱姜蒜、料酒、酱油、甜面酱、糖、水淀粉。

【做法】①猪肝用水清洗后，放在盐水中浸泡60分钟以上。

②浸泡后的猪肝冲洗后切成片，加料酒、酱油、干淀粉拌和，放置15分钟。

③茭白、青椒洗净切片，葱姜蒜切末。

④热锅入油，油温后下猪肝大火爆炒，至猪肝变色变挺后盛出备用。

⑤另起油锅下茭白炒软后再下青椒片稍炒盛出。

⑥再起油锅下葱姜蒜末煸出香味，下甜面酱煸炒，加糖和少量清水。

⑦倒入煸好的茭白、青椒和猪肝，炒匀后用水淀粉勾芡即可。

青菜猪肝汤

【原料】猪肝200克、青菜180克、草菇20克、枸杞5克、生姜10克、花生油15克、清汤适量、盐5克、味精2克、白糖1克、胡椒粉少许、湿生粉少许。

【做法】①猪肝切薄片、加湿粉腌好，青菜洗净切段，鲜菇切片，枸杞泡透，生姜去皮切小片。

②烧锅下油，待油热时，放入姜片、草菇片，炒香，注入清汤，用中火烧开，下入青菜。

③待青菜快熟透时，投入猪肝、枸杞，调入盐、味精、白糖、胡椒粉，用大火滚3~5分钟即可。

猪血

简介

猪血（猪红）：又称液体肉、血豆腐和血花等，味甘、苦，性温，有解毒清肠、补血美容的功效。猪血富含维生素 B_2、维生素 C、蛋白质、铁、磷、钙、尼克酸等营养成分。猪血中的血浆蛋白被人体内的胃酸分解后，产生一种解毒、清肠分解物，能够与侵入人体内的粉尘、有害金属微粒发生化合反应，易于毒素排出体外。长期接触有毒有害粉尘的人，特别是每日驾驶车辆的司机，应多吃猪血。另外，猪血富含铁，对贫血而面色苍白者有改善作用，是排毒养颜的理想食物。

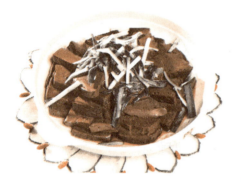

营养成分

每100克猪血中含热量55千卡、蛋白质16.2克、脂肪0.3克、碳水化合物0.9克、胆固醇51毫克、维生素PP 0.3毫克、维生素A 12微克、维生素 B_1 0.03毫克、维生素 B_2 0.04毫克、维生素D 386微克、维生素E 0.2毫克、维生素K 90微克、钙4毫克、铁8.7毫克、磷16毫克、钾29毫克、钠56毫克、铜0.1毫克、镁5毫克、锌0.28毫克、生物素2.3微克。

第二章 饮食调理——吃出健康凸显美丽

护肝功效

猪血中的血浆蛋白被人体内的胃酸分解后,产生一种解毒、清肠分解物,能够与侵入人体内的粉尘、有害金属微粒发生化合反应,易于毒素排出体外,是排毒养颜的理想食物,有养肝护肝之功效。

食疗作用

(1) 防治贫血

猪血中含铁量较高,而且以血红素铁的方式存在,容易被人体吸收利用,具有良好的补血功能。处于生长发育阶段的儿童和孕妇哺乳期的妇女多吃猪血,可以防治缺铁性贫血。

(2) 抑制肿瘤

猪血中微量元素钴可延缓肿瘤的生长,对恶性贫血等症也有一定的防治作用。

(3) 单化肠胃

猪血具有利肠通便作用,可以清除肠腔的沉渣浊垢,对尘埃及金属微粒等有害物质具有净化作用,可避免人体内产生积累性中毒,是人体污物的"清道夫"。

食用宜忌

猪血多用于煮汤、炒食,多需要配用其他的食材一起烹饪。

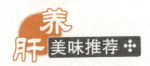

香菇干贝炖猪血

【原料】水发香菇50克,水发干贝30克,猪血块200克。

【做法】①先将水发香菇洗净,择去蒂,保留柄,将香菇切成丝,备用。将干贝用温水洗净,放入碗内,加入鲜汤及料酒,上笼蒸烂后,取下待用。将猪血块洗净,入沸水锅中焯烫片刻,捞出,冷水中过凉,切成1.5厘米见方的猪血块,待用。

②烧锅置火上,加植物油烧至八成热,加入猪血块及鲜汤,大火煮沸,加入香菇丝,并倒入蒸熟的干贝及其蒸炖液汁,改用小火煨炖30分钟,加葱花、姜末、精盐、味精,拌匀,再煮至沸,以湿淀粉勾薄芡,淋入麻油即成。

【功效】益气养血,生津抗癌。适用于原发性肝癌及其他消化道癌症。

猪血肉末粥

【原料】猪血200克,猪肉100克,大米200克,植物油、葱、精盐、姜各适量。

【做法】①猪血洗净切丁,猪肉洗净切末,大米淘洗,葱切花,姜切末。

②起油锅,猪肉入锅翻炒至变色,加姜末略炒,加适量水,大火煮沸,放入大米改小火慢炖。

③炖至米粒开花时,下猪血煮熟,撒葱花,加精盐调味即可。

【功效】滋养脾胃、强肾活血、疏肺气、养肺虚。猪肉味甘、咸,性平,入脾、胃、肾经。猪红加猪肉煮粥主治热病伤津、消渴羸瘦、肾虚体弱、产后血虚、燥咳、便秘、肺虚咳嗽、肌肤干燥等。

猪血排骨汤

【原料】猪血250克,排骨1根,豆腐150克,姜10克,精盐、胡椒粉适量。

【做法】①猪血、豆腐洗净切厚片,排骨斩段,姜切片。

②汤锅内加适量水,放入排骨、姜煮至汤色变乳白,下猪血、豆腐煮至浮起。

③放适量精盐、胡椒粉入锅调味即可。

【功效】润肺润燥、益气宽中、健脾和胃。此汤具有养肝祛毒、滋阴润燥、益气补肺、益精补血的功效,适用于气血不足、虚咳平喘、阴虚纳差者,对老年人有滋补强身的作用。

韭菜炒猪血

【原料】韭菜1/2斤,猪血1块,红葱头1大匙,酸菜1两,盐1小匙,胡椒粉少许。

【做法】①将韭菜、酸菜洗净,切成约2公分长段,红葱头切末备用。

②猪血切成长2公分宽1公分的条状,先用滚水汆烫过备用。

③将锅子烧热,加入2小匙油,炒香红葱头末,加入猪血条拌炒一下,再加入调味料及水稍微焖煮一下,最后再加入韭菜、酸菜炒热后即可起锅。

酸菜炒猪血

【原料】猪血400克、酸菜200克、姜2片、蒜2瓣、盐适量、糖1小匙、白胡椒粉1小匙、鸡精少量、油3大匙、肉汤(或者清水)。

【做法】①将猪血切成1厘米左右厚的片,放入滚水中煮至变色,捞出用清水洗去血沫,沥干待用。

②将酸菜切成细丝,姜切细丝,蒜切蒜茸。

③炒锅烧热,放入油,放入姜丝、蒜茸炒香。

④放入酸菜炒香。

⑤加入适量肉汤(没过猪血),烧开。

⑥将猪血放入,均匀地没入汤中,烧开后转小火烧 15 分钟左右,至汤汁收干,加入盐、糖、胡椒粉调味,装盘即可。

鸡肉

简介

鸡肉为雉科动物家鸡的肉。鸡古称为烛夜、角鸡、家鸡。为食疗上品,以母鸡和童子鸡为佳。鸡的肉质细嫩,滋味鲜美,适合多种烹调方法,并富有营养,有滋补养身的作用。鸡肉不但适于热炒、炖汤,而且是比较适合冷食凉拌的肉类。但切忌吃过多的鸡翅等鸡肉类食品,以免引起肥胖。

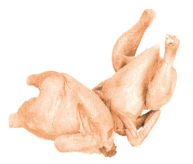

营养成分

每 100 克鸡肉中,水分 24.2 克,蛋白质 21.5 克,脂肪 25 克,糖 0.7 克,热量 111 千卡,钙 11 毫克,磷 190 毫克,铁 1.5 毫克,硫胺素 0.03 毫克,核黄素 0.09 毫克,尼古酸 8 毫克,灰分 1.1 克。

护肝功效

鸡肉有温中益气、补虚填精、健脾胃、活血脉、强筋骨的功效。鸡肉含有对人体生长发育有重要作用的磷脂类,翅膀肉中含有丰富的骨胶原蛋白,具有强化血管、肌肉、肌腱的功能。

食疗作用

(1) 强身健体

鸡肉中蛋白质含量高、种类多,且易于被人体吸收利用,鸡肉更是脂肪和鳞脂的重要来源,有增强体力、强壮身体的作用。

(2) 温中补虚

鸡肉性温、味甘,有温中益气、补虚填精、健脾胃等功用,对营养不良、畏寒怕冷、月经不调、贫血等症有很好的食疗作用。

(3) 补血护肤

鸡胸脯肉中含有较多的B族维生素,具有保护皮肤的作用;大腿肉中含有较多的铁,可改善缺铁性贫血。

食用宜忌

适合体虚、脾虚、体弱者和肺病患者。鸡肉不宜与大蒜、葱等同食,因为蒜、葱属辛辣之物,性温喜散,而鸡肉性温补,二者功效相克。

养肝 美味推荐

黄芪乌鸡汤

【原料】熟地黄20克,北黄芪30克,当归10克,乌鸡肉150克,生姜10克,大枣10枚,陈皮5克,盐适量。

【做法】将乌鸡肉洗净。其余用料洗净(生姜拍烂)。全部用料放入锅内,加水适量,文火煮1.5~2小时,加盐调味。汤随量饮用。鸡肉每次50~100克。

【功效】益气养血,调经止痛。适用于慢性乙型肝炎并发痛经属于气血虚弱者,症见经期或经后小腹隐隐坠痛、按之痛减、经量少、色淡质稀、伴面色白、神疲乏力、纳呆便溏、胁腹时胀时痛、舌质淡、苔薄白、脉虚细无力。气滞血淤者不宜用本方。

淮山药枸杞炖鸡汤

【原料】鸡半只（切块），枸杞 15 克，淮山 30 克，姜片适量，盐适量。

【做法】①将鸡肉洗净并切块，枸杞、淮山分别洗净备用。

②在锅中加入清水煮滚后，把鸡肉放入汆烫，捞出。

③另取锅，加入清水，放入鸡肉、枸杞、淮山、姜片，以大火煮滚后，转小火，炖煮约 1 小时。

④最后加盐调味即可。

【功效】清肝解毒功效。鸡肉有补肝益肾、温中益气的作用；常喝淮山炖鸡汤，不仅可强化肝脏运作功能，还具有活血、理气、强筋的功效。

黄焖鸡

【原料】鸡肉 400 克，干辣椒 20 克，姜、蒜各 15 克，五香粉 10 克，植物油、精盐、生抽、料酒、白糖适量。

【做法】①鸡洗净剁块后汆水，姜切片，蒜拍碎。

②烧油，放入姜、蒜爆香，再放入干辣椒炒脆。

③倒入鸡块翻炒，滴入生抽、料酒，加水，放入五香粉及精盐、白糖焖炖，鸡熟收汁即可。

【功效】开胃消食、温中补脾、益气养血、补肾益精。鸡肉性微温，能温中补脾、益气养血、补肾益精，适合因肝功能不全引起的体虚者食用。

小鸡炖蘑菇

【原料】嫩公鸡 1 只（1000 克左右）、野生榛蘑 100 克、葱段 20

克、姜5片（约15克）、干红辣椒10克、大料3块、生抽4大匙（约60毫升）、料酒2大匙（约30毫升）、盐适量、冰糖5克、水、食用油2大匙（约30毫升）。

【做法】①嫩公鸡经过初步加工后，去除头、屁股，洗净沥干水分，剁成小块（传统东北做法鸡块较大，比较粗犷）。

②榛蘑去除杂质和根部，用清水淘洗干净，用温水泡30分钟，沥干待用，浸泡榛蘑的水过滤掉杂质以后待用。

③炒锅烧热，放入2大匙油，待油烧至6成热时（微微有烟）放入鸡块翻炒，炒至鸡肉变色，水分收干。

④放入葱、姜、大料、干红辣椒，炒出香味。

⑤加入榛蘑一起炒匀。

⑥加入酱油、糖、料酒，将颜色炒匀，加入浸泡过榛蘑的水和开水（水面没过鸡肉即可）烧开。

⑦加盖转中火炖30分钟左右，至鸡肉酥烂，汤汁收浓（中途要注意查看，防止鸡肉黏锅），最后用盐调味，装盘即可。

【功效】鸡肉蛋白质含量较高，且易被人体吸收入利用，有增强体力，强壮身体的作用。

辣子鸡

【原料】鸡半只。干辣椒60克、花椒15克、葱姜蒜各少许。盐1小匙（根据鸡的大小酌情增减）、料酒10毫升、鸡精1/2小匙、白糖1小匙、油300毫升。（实耗40毫升）

【做法】①将鸡洗净后切成2～3厘米的小块，放在碗中，加入料酒、盐拌匀，腌制20分钟入味。

②姜、蒜切片，葱切段备用。

③干辣椒剪成小段备用。

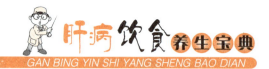

④锅中倒入300毫升油,烧热后,放入鸡块略炸,炸至金黄色后,盛出沥油,再次下锅用大火炸一遍,使得表面更金黄,肉质更脆,然后出锅沥油备用。

⑤在锅中留底油,大火烧热,放入姜、蒜片爆香,随后放入辣椒段和花椒,小火煸炒出麻辣香味,然后放入炸好的鸡块翻炒,最后撒入鸡精、白糖和葱段炒匀起锅即可。如果撒上些熟白芝麻,味道会更香。

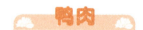

鸭肉

简介

鸭是为餐桌上的上乘肴馔,也是人们进补的优良食品。鸭肉的营养价值与鸡肉相仿。但在中医看来,鸭子吃的食物多为水生物,故其肉性味甘、寒,入肺、胃、肾经,有滋补、养胃、补肾、除痨热骨蒸、消水肿、止热痢、止咳化痰等作用。

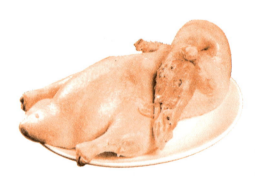

凡体内有热的人适宜食鸭肉,体质虚弱,食欲不振,发热,大便干燥和水肿的人食之更为有益。民间还传说,鸭是肺结核病人的"圣药"。《本草纲目》记载:鸭肉"主大补虚劳,最消毒热,利小便,除水肿,消胀满,利脏腑,退疮肿,定惊痫。"

营养成分

据分析,每100克鸭肉中含热量240千卡、蛋白质15.5克、脂肪19.7克、泛酸1.13毫克、碳水化合物0.2克、胆固醇94毫克、维生素

A 52 微克、维生素 B_1 0.08 毫克、维生素 B_2 0.22 毫克、维生素 PP 4.2 毫克、维生素 E 0.27 毫克、钙 6 毫克、磷 122 毫克、钾 191 毫克、钠 69 毫克、镁 14 毫克、铁 2.2 毫克、锌 1.33 毫克、硒 12.25 微克、铜 0.21 毫克、锰 0.06 毫克。

护肝功效

鸭肉有滋阴养胃、养肝护肝、利水消肿等作用；可大补虚劳、滋五脏之阴、清虚劳之热、补血行水、生津、止咳、消螺蛳积、清热健脾。用鸭肉制作的各种菜肴适合肝病患者适当食用，对有热症或阴虚及肝硬化腹水的患者尤其适宜。

食疗作用

（1）消肿化痰止咳

鸭肉有大补虚劳、清肺解热、滋阴补血、消除水肿的功能，可补血行水、止咳化痰、清热健脾。

（2）保护血管和心脏

鸭肉富含不饱和脂肪酸和低碳脂肪酸，有助于降低胆固醇，能够保护心脑血管，它所含有的烟酸，对心肌梗死等心脏病人有保护作用。

（3）消炎抗衰老

鸭肉富含的 B 族维生素，对人体新陈代谢、神经、心脏、消化和视觉的维护都有良好的作用，还能抵抗多种炎症。

食用宜忌

适合体热、上火的人食用，特别适于虚弱、食少、便秘和有水肿的人食用。心脏病、癌症患者和放疗、化疗后的病人也适宜食用。

鸭肉不宜与鳖肉同食，同食会令人阴盛阳虚、水肿泄泻。鸭肉忌与

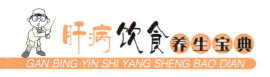

核桃、木耳和荞麦同食。

平素身体虚寒，或因着凉引起的食欲减退、胃腹疼痛、腹泻、腹痛及痛经等症，暂不食用鸭肉为宜。

鸭肉多食滞气、滑肠，凡为阳虚脾弱、外感未清、痞胀脚气、便泻肠风者皆忌之。

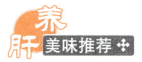 美味推荐

鸭肉红豆粥

【原料】鸭腿1只，红豆30克，大米100克，盐适量。

【做法】①鸭腿洗净，剁小块，汆烫至熟；红豆洗净，浸泡3小时；大米洗净。

②将红豆放入锅中，加水煮20分钟，放入大米、鸭腿肉，同煮至熟，加盐调味即可。

【功效】红豆与鸭肉搭配，有良好的利尿作用，能解酒、解毒。

香葱焖鸭

【原料】鸭1500克，猪肉（肥瘦）150克，葱、酱油、白糖、料酒、桂皮、八角、姜片、植物油各适量。

【做法】①鸭处理干净剁块；葱切段；猪肉洗净切块。

②锅内放水烧开，将鸭块入锅汆水，捞出洗净，沥干水。

③炒锅倒油烧热，下葱段、鸭块、猪肉下锅略煸，加酱油、八角、桂皮、白糖、料酒、姜片和清水烧煮，烧沸后撇去浮沫，改用小火，焖至鸭肉熟透，收汁即可。

【功效】养肝护肝、大补虚劳，止咳化痰。此菜适合因肝病所致的身倦乏力、面色少华和暑伤气阴所致的疲乏无力、食欲不振等患者食用。

芝麻鸡块

【原料】净鸭肉300克，芝麻30克，香菜梗20克，鸡蛋2个，淀粉适量，精盐、料酒、味精、葱末、姜末、植物油各适量。

【做法】①将鸭肉洗净，切成6厘米长，3厘米宽，0.5厘米厚的块，放入碗内，加入精盐，料酒，味精，姜末拌匀，腌上入味。

②将鸡蛋磕入碗内去黄留清，打散后加入淀粉搅匀成蛋清糊，把芝麻洗净，晾去水分，把香菜梗洗净，切成段待用。

③锅置火上，倒入植物油，烧至六七成热时，将鸭肉挂满蛋清糊，两面粘上芝麻，逐块投入油内，并用筷子不停地拨动不使其粘连，炸至鸭块发挺，外表微黄时捞出，待油温升高后，再将鸭块全部投入油内复炸片刻，视鸭块色泽金黄，浮上油面时捞出，沥去余油，装入盘内，将香菜梗围放在鸭块周围，便可上桌食用。

冰梅鸭

【原料】鸭子半只。冰梅酱2大汤匙、生抽1汤匙、老抽1汤匙、盐适量、冰糖1块、生姜1大块、料酒2汤匙、葱白3段。

【做法】①准备好冰梅酱和一大块生姜。

②生姜切片后，一半放水里煮，放进斩成3大件的鸭子，倒入1汤匙的料酒煮至水开。

③捞起鸭子，沥干水分。

④热油锅，爆香姜片和葱白段。

⑤把沥干水分的鸭子，皮向下放进锅里中火煎着金黄。

⑥把鸭子翻面，继续煎至金黄，把油分煎出。

⑦放少量的盐、生抽、老抽、冰糖、料酒，稍为翻炒几下，倒进清水，水量要差不多没过鸭子。

⑧大火煮开后转小火，焖至酱汁快干的时候，加入 2 大汤匙的冰梅酱，继续小火焖 10 分钟。

⑨转大火收汁（不宜收太干，剩半碗酱汁）。

⑩捞起鸭子，稍凉后斩件，淋上酱汁即可食用。

莲藕鸭汤

【原料】鸭肉 1/4 只、莲藕一节、红枣四颗、姜片葱段适量。

【做法】①鸭子洗净斩小块浸泡片刻再过开水。莲藕切块。

②所有原料一起放入汤煲，一次性把水加足，大火烧开后转小火慢煲，煲足两小时以上最好。

③最后去掉浮油加盐即可食用。

兔肉

简介

兔肉包括家兔肉和野兔肉两种，家兔肉又称为菜兔肉。兔肉属于高蛋白质、低脂肪、少胆固醇的肉类，兔肉含量含蛋白质高达 70%，比一般肉类都高，但脂肪和胆固醇含量却低于所有的肉类，故对它有"荤中之素"的说法。

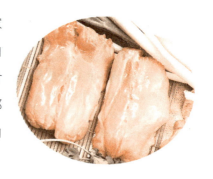

营养成分

每 100 克兔肉中含水分 42.3 克、热量 102 千卡、蛋白质 19.7 克、脂肪 2.2 克、碳水化合物 0.9 克、胆固醇 59 毫克、维生素 PP 5.8 毫克、泛酸 0.72 毫克、卵磷脂 1.21 毫克、维生素 A 212 微克、维生素

B_1 0.11 毫克、维生素 B_2 0.1 毫克、维生素 D 188 微克、维生素 E 0.42 毫克、钙 12 毫克、铁 2 毫克、磷 165 毫克、钾 284 毫克、钠 45.1 毫克、铜 0.12 毫克、镁 15 毫克、锌 1.3 毫克、硒 97 毫克、亮氨酸 1572 毫克、赖氨酸 1600 毫克、精氨酸 1342 毫克、谷氨酸 2910 毫克。

护肝功效

常吃兔肉，可强身健体，但不会增肥，是肝病、糖尿病患者，肥胖患者的理想肉食。

食疗作用

（1）排出胆固醇

兔肉中卵磷脂的含量较多，它可使多余胆固醇排出体外，防治动脉粥样硬化，阻止血栓形成。

（2）减肥瘦身

兔肉所含的脂肪多为不饱和脂肪酸，常吃可强身健体，但不会增肥，是肥胖患者理想的肉食。

（3）保健养生

兔肉中含有多种维生素和 8 种人体所必需的氨基酸其中含有较多人体最易缺乏的赖氨酸、色氨酸，常吃可防止有害物质沉积，让儿童健康成长，助老人延年益寿。

食用宜忌

兔肉是高血压、肥胖症、动脉硬化患者和老年人及身体虚弱者最理想的肉食品。

身体虚弱的人，可将兔肉加水煮至极烂，滤出骨肉，饮其汁。

由于兔肉性凉,吃兔肉的最好季节是夏季,而在寒冬及初春季节,一般不宜吃兔肉。

脾胃虚寒、腹泻者忌食。

孕妇及经期妇女、有四肢怕冷等明显阳虚症状的女性不宜吃兔肉。

兔肉不能与鸭血同食,否则易致腹泻。

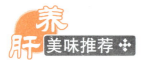

五彩兔肉

【原料】兔肉(野)250克,水发冬笋50克,胡萝卜50克,鸡腿肠25克,鲜汤、湿淀粉、姜、猪油、香油、胡椒粉、精盐、料酒各适量。

【做法】①兔肉去筋膜切丝,漂尽血水,沥干后放碗里,加精盐、料酒拌匀;水发冬笋、胡萝卜、鸡腿肠均切成丝;姜切末。

②取碗,放精盐、鲜汤、湿淀粉兑成汁待用;炒锅热后下猪油,待四成热时,下入浆好的兔肉丝,滑散后捞出沥油。

③原锅留少许油,下姜末及冬笋、胡萝卜、鸡腿肠炒一下,兔肉丝回锅,倒入对好的汁,颠翻均匀,淋香油,撒胡椒粉,即可。

【功效】护肝降脂、补中益气。此菜由多种对养肝、护肝有益的食材配菜,适合肝肾两虚、消渴多饮、形体消瘦者食用。

菊花兔肉汤

【原料】兔肉250克,菊花10克,姜片、盐各适量。

【做法】①将菊花洗净;兔肉洗净,切块,去油脂,用沸水焯去血水。

②把兔肉与姜片一起放入锅内,加水适量,小火煮至兔肉熟烂。

③加入菊花,再煮10分钟,加盐调味即可。

【功效】菊花和兔肉搭配能清肝凉血、平肝熄风。

兔肉粥

【原料】兔肉 100 克，粳米 150 克，盐、味精、葱花、生姜末各适量。

【做法】①兔肉洗净，切成黄豆粒大的丁。

②粳米淘洗干净，放入沙锅中，加适量水，用旺火烧开，加入兔肉丁、盐、葱花、生姜末，转用小火煮至兔肉烂粥熟，加入味精调味即成。

【功效】适用于肝硬化兼高脂血症患者的食疗滋补。

桂花兔肉

【原料】兔肉 150 克，醋 5 克，熟花生油 500 克（实耗 60 克），苏打粉 2 克，精盐 1 克，鸡蛋 50 克，料酒 10 克，淀粉 15 克，味精 1 克，面粉 5 克，大葱 5 克，白糖 5 克，桂花 5 克，生姜 10 克，酱油 5 克，芝麻油 15 克，鲜汤 10 毫升。

【做法】①兔肉放入清水中浸泡，捞出，控干，切成宽 2 厘米，厚 3 毫米，长 5 厘米的大片，放入瓷碗中，加清水用苏打粉浸泡 30 分钟，去掉血腥味，再用冷水漂洗两遍，取洁净的纱布包上野兔片，挤去浮水，加料酒、酱油腌渍入味。沾上面粉，即可桂花兔肉生坯。

② 大葱、生姜均切成细丝；鸡蛋磕入碗里，加淀粉打匀，取小碗一只，加鲜汤 10 毫升、精盐、绍酒、白糖、桂花、味精、芝麻油拌匀，勾兑成咸甜味芡汁。

③ 炒锅烧热，加入熟花生油，烧至五成热时，将粘匀面粉的兔肉片逐片拖蛋糊，放油内炸至呈金黄色，倒入漏勺，沥油。

④原炒锅净后，放入 25 克熟花生油，烧热放入葱丝、姜丝和炒香，倒入炸好的野兔肉片，烹入勾兑好的调味芡汁炒匀，顺锅边淋入醋，炒匀，撒入余下的芝麻油，即可。

天麻炖兔肉

【原料】兔肉100克,天麻15克,虫草花30克,姜、精盐各适量。

【做法】①将天麻洗净,虫草花除去杂质,洗净。

②兔肉洗净,切块,入沸水中汆去白水。

③把全部用料一剂放入炖盅内,加开水适量,炖盅加盖,入沸水锅中,小火隔水炖3小时即可,调味即可。

【功效】平肝熄风,凡肝风内动,头目眩晕之症均可食用。

羊肉

简介

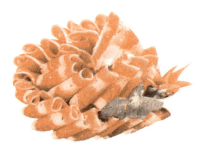

羊肉有山羊肉、绵羊肉、野羊肉之分。古时称羊肉为羖肉、羝肉、羯肉。它既能御风寒,又可补身体,对一般风寒咳嗽、慢性气管炎、虚寒哮喘、肾亏阳痿、腹部冷痛、体虚怕冷、腰膝酸软、面黄肌瘦、气血两亏、病后或产后身体虚亏等一切虚状均有治疗和补益效果,最适宜于冬季食用,故被称为冬令补品,深受人们欢迎。由于羊肉有一股令人讨厌的羊膻怪味,故被一部分人所冷落。

营养成分

每100克羊肉中含热能849千焦(203千卡),蛋白质19克,脂肪14.1克,胆固醇92毫克,维生素B_1 0.05毫克,维生素B_2 0.14毫克,维生素A 22微克,维生素E 0.26毫克,烟酸4.5毫克,钾232毫克,钙6毫克,铁2.3毫克,锌3.22毫克,钠80.6毫克,镁20毫克,铜0.75毫克,锰0.02毫克,磷146毫克,硒32.2微克。

护肝功效

羊肉性温，营养丰富，冬季常吃羊肉能御风寒，又可补身体，益肾气，补形衰，开胃健力。因为肝病患者一般会有体质虚弱或食欲不振等现象，所以适量食用羊肉，可增强体质，对恢复和治疗有一定的帮助。

羊肉属于高蛋白类的食物，乙型肝炎患者需要高蛋白来加速肝脏的修复，适量食用羊肉，对于乙型肝炎患者的康复有积极的作用，但羊肉同时也是高脂肪食物，不宜多食，否则过多的脂肪会很难分解和氧化，加大肝脏的负担，不仅无法吸收营养，可能会进一步加重肝脏病情。

食疗作用

（1）抗病延年

羊肉的肉质很细嫩，容易被消化，多吃羊肉可以提高身体素质，增强抗疾病能力。所以人们常说："要想长寿，常吃羊肉。"

（2）冬补佳品

羊肉被称为补元阳、益血气的温热补品，可祛湿气、避寒冷、暖心胃、补肾壮阳。此外，羊肉中还含有一种抗癌物质，对治疗癌症有一定效果。

食用宜忌

体虚胃寒者特别适合食用。

不要因为贪鲜而食用夹生肉，以防感染上旋毛虫病。

羊肉具有温补作用，最好在冬天食用。夏秋季节气候热燥，不宜吃羊肉。

羊肉性温热，常吃容易上火。因此，吃羊肉时要搭配凉性和甘平性的蔬菜，能起到清凉、解毒、去火的作用。

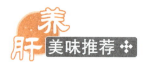

山药枸杞炖羊肉

【原料】羊肉（瘦）500克，山药、枸杞、红枣（干）、桂圆肉各20克，植物油、姜、精盐、料酒各适量。

【做法】①将羊肉洗净剁块；山药去皮洗净切块；枸杞、桂圆肉、红枣洗净。

②在锅里加适量植物油，烧至六七成热，放入羊肉、生姜块翻炒；加入料酒和适量清水煮沸。

③将羊肉及羊肉汤移至沙锅内，加入山药、桂圆肉、枸杞、红枣煮至羊肉熟烂，加精盐调味即可。

【功效】补益肝肾、强筋健骨、益精明目。本品具有滋补五脏、益中续气、实筋骨、耐寒暑的功效。枸杞能益精明目、滋肾补血。

葱拌羊肉

【原料】羊腿肉400克，大葱150克，熟花生油15克，香油、酱油、料酒和姜片各10克，精盐3克，味精2克，白糖5克，胡椒粉1克，鲜汤少许。

【做法】①将羊肉片去筋膜，洗净后切成2块，锅置火上，放入清水烧沸，加入姜片、料酒和羊肉块，用旺火再烧沸，撇去浮沫，转微火煮至七成熟，捞出晾凉，顺丝切片，然后截面切成4厘米长的丝，放入碗内。

②将大葱切去根，剥去外皮，切成4厘米长的粗丝，放入沸水锅内烫一下，迅速捞出晾凉，放入羊肉碗内。

③另用少许鲜汤、酱油、精盐、味精、白糖、胡椒粉、熟花生油和香油放入碗内对成味汁,与羊肉和葱丝拌匀装盘即成。

清炖羊肉

【原料】羊肉 500 克,大葱 25 克,香菜 25 克,萝卜、姜、香油、精盐、醋、胡椒粉各适量。

【做法】①将羊肉剁成 2.5 厘米见方的块;香菜洗净切段;姜用刀拍破;葱一部分切丝,一部分切段;萝卜洗净切大块。

②羊肉用开水氽去血污,洗净,倒入陶制盆内,加入姜、葱段、萝卜、开水,再放在锅内的小铁架上,锅内加适量的水。

③盖紧锅盖,烧至肉烂时撇去浮油,捞去葱、姜、萝卜,吃时加入葱丝、香菜、醋、胡椒粉、香油、精盐等调味即可。

【功效】壮胃健脾、温中补脾。羊肉可温补肝肾,此菜可用于辅助治疗肾阳虚所致的腰膝酸软冷痛、阳痿等。

孜然羊肉

【原料】羊肉片 200 克、孜然粒 5 克、孜然粉 5 克、酱油 15 毫升、白糖 5 克、盐 5 克、洋葱 1 个、蛋清 1 只、料酒 15 毫升、香葱 2 根。

【做法】①羊肉切成薄片,用清水冲洗五分钟去除血水,然后加入蛋清、料酒抓匀腌制 20 分钟。洋葱切成薄片,香葱切成 3~4 厘米长的段备用。

②炒锅烧热到用手置于上方能感觉到明显的热气,然后放入适量油,放入羊肉片迅速滑散,炒到肉片变色后盛。

③再次加热锅中剩余的油,到 4 成热时放入洋葱炒出香味,然后放入之前炒好的羊肉片,淋入酱油、孜然粒、盐、白糖拌匀后炒出香味,最后在出锅前撒上孜然粉、香葱段拌匀即可。

葱爆羊肉

【原料】羊肉片250克、大葱1根、酱油15毫升、米醋15毫升、白糖8克、盐5克、香菜一小把。

【做法】①先将大葱切成斜片、香菜洗净后切成约3厘米上的短备用。

②油锅加热到5成热时,放入羊肉片迅速翻炒。

③看到羊肉片开始变白时,放入大葱,加入酱油、白糖、盐,翻炒均匀,直到肉片全部变白。

④羊肉成熟后,淋入米醋,放入香菜段翻炒均匀后立即出锅。

鸽肉

简介

古话说"一鸽胜九鸡",鸽子营养价值较高,对老年人、体虚病弱者、手术病人、孕妇及儿童非常适合。鸽子的营养价值极高,既是名贵的美味佳肴,又是高级滋补佳品。鸽肉为高蛋白、低脂肪食品,蛋白含量为24.4%,超过兔、牛、猪、羊、鸡、鸭、鹅和狗等肉类,所含蛋白质中有许多人体的必需氨基酸,且消化吸收率在5%,鸽子肉的脂肪含量仅为0.3%,低于其他肉类,是人类理想的食品。鸽子蛋被人称为"动物人参",

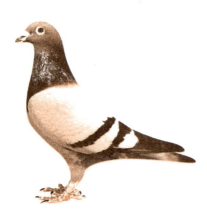

含有丰富的蛋白质。

营养成分

鸽子肉的蛋白质含量在15%以上，消化吸收率高达97%，脂肪含量极低。

鸽子肉含有丰富的钙、铁、铜等元素及维生素A、维生素B、维生素E。

护肝功效

鸽肉不但营养丰富，而且还有一定的保健功效，能防治多种疾病，《本草纲目》中记载"鸽羽色众多，唯白色入药"，从古至今中医学认为鸽肉有补肝壮肾、益气补血、清热解毒、生津止渴等功效。鸽肉鲜嫩味美，营养丰富。其肉中含有的蛋白质量高达22.2%；还含有多种维生素和矿物质，以及卵磷脂、激素和多种人体所必需的氨基酸。

此外，鸽肉所含的钙、铁、铜等元素及维生素A、B族维生素、维生素E等都比鸡、鱼、牛、羊肉含量高。

食疗作用

（1）养血提神

鸽肉可壮体补肾、健脑补神，常食可提高记忆力；民间称鸽子为"甜血动物"，贫血的人食用后有助于恢复健康。

（2）护肤养颜

乳鸽的骨内含有丰富的软骨素，经常食用，能够改善皮肤细胞活力，使面色红润光泽。

食用宜忌

山药与鸽肉同食既有鸽肉可补肝肾、益精血、养容颜，又可健脾止泻、补肺益肾、滋养强壮。

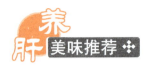

养肝美味推荐

党参老鸽汤

【原料】 老鸽1只,核桃仁100克,党参25克,蜜枣8枚,枸杞子、姜片、盐各适量。

【做法】 ①将核桃仁、党参、蜜枣分别洗净,备用。

②将老鸽宰杀洗净,备用。

③将全部材料(除盐以外)放入炖锅,大火烧开,改用中小煲3小时,加盐调味即可。

【功效】 党参与鸽子煲汤,再添加点儿红枣、枸杞子,可补胃气,有滋阴壮阳、益智宁神的功效。

玉米杏仁炖乳鸽

【原料】 鸽子400克,玉米100克,杏仁、莲子各20克,枸杞子、桂圆、姜各10克,精盐、料酒各适量。

【做法】 ①将鸽子清理干净,放入沸水中氽去血水,取出沥干水,放炖盅内,上放姜片。

②各料分别洗净,将各料与鸽子同放入炖盅内,淋料酒,注入适量沸水,盖上盅盖。

③炖盅放沸水锅中,以慢火炖3小时左右,取出,加精盐调味即可。

【功效】 益肝滋肾、滋补五脏、强筋骨。此汤中有多种对肝有益的食材,在食材的搭配上达到了性味的平衡。故食此汤对肝有益。

第二章 饮食调理——吃出健康凸显美丽

柠檬乳鸽

【原料】肥嫩乳鸽 2 只，鲜柠檬 1 个。料酒、味精、白糖、酱油、高汤、生油。

【做法】①将乳鸽宰杀后，用开水烫透，去毛、内脏洗净，鸽身腹腔内外用料酒、酱油抹匀，腌一会后下沸油锅炸约 3 分钟捞起。

②锅中放入乳鸽、柠檬片、白糖、味精、酱油、高汤、料酒烧开，改为文火炖至肉熟烂即成。

【功效】补虚益精、祛暑生津止渴。适用于肾精亏虚、消渴之病人。

炒鸽丁

【原料】鸽肉 200 克，猪肉（瘦）100 克，鸭蛋 70 克，面包屑 50 克，香菇（鲜）15 克，冬笋 50 克，荸荠 5 克，葱白 25 克，大蒜（白皮）15 克，胡椒粉 2 克，酱油 15 克，黄酒 10 克，白砂糖 15 克。

【做法】① 将鸽肉切成 1 厘米见方的丁。

② 猪瘦肉剔净筋膜，切成丁。

③ 葱白切段备用。

④ 鸭蛋磕开，取清。

⑤ 将鸽丁、肉丁加鸭蛋清、酱油、味精、胡椒粉、干淀粉拌匀。

⑥ 冬笋下沸水锅氽熟，捞出后与香菇、葱白段、荸荠、蒜瓣均切成小丁。

⑦炒锅置旺火上，下熟猪油烧至五成热，先将面包丁下锅炸至酥黄，捞起沥油，扣入腰盘中铺底。

⑧把鸽肉丁、瘦肉丁下锅油炸约八成熟进捞起，倒进漏勺沥油。

⑨炒锅置旺火上，加入熟猪油烧至八成热，将冬笋、香菇、葱白、

荸荠、蒜及青豆仁一起下锅煸炒两分钟。

⑩加入黄酒、白糖、酱油、味精、胡椒粉及清水,稍炒拌匀,然后放入过油的鸽丁、瘦肉丁、芝麻油炒熘1分半钟,颠翻几下,倒在面包丁上即成。

椒盐乳鸽

【原料】鸽肉800克,盐4克,酱油8克,白砂糖8克,大葱5克,料酒4克,椒盐4克。

【做法】①先将乳鸽挖取内脏洗净,放在砧板上,由背部切开,并用刀把鸽身内部腔骨四周轻斩一下,以不切断鸽皮内皮为宜。

②把调味品,如酱油,胡椒粉,甘草粉,桂皮粉末及香葱切碎粒,放入大碗内搅匀,倒入乳鸽体内,四周擦匀,腌五六分钟。

③把熟猪油倾入锅内,以旺火烧至油面冒青烟,然后将乳鸽放下炸至金黄色。

④把炸成金黄色的乳鸽,切件装入碟,取椒盐两碟同上,蘸食乳鸽肉。

鹌鹑

【简介】

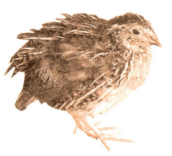

鹌鹑是雉科中体形较小的一种。野生鹌鹑尾短翅长而尖,上体有黑色和棕色斑相间杂,具有浅黄色羽干纹,下体灰白色,颊和喉部赤褐色,嘴沿灰色,谢淡黄色。雌鸟与雄鸟颜色相似,分布广泛于中国四川、黑龙江、吉林、辽宁、青海、河北、河南、山东、山西、安徽、云南、福建、广东等地。

第二章 饮食调理——吃出健康凸显美丽

营养成分

鹌鹑肉营养丰富，含有蛋白质量高达 22.2%，还含有多种维生素和矿物质以及卵磷脂、维生素 P、激素和多种人体所必需的氨基酸。

护肝功效

医学界认为，鹌鹑肉适合营养不良、体虚乏力、贫血头晕、肾炎水肿、泻痢、高血压、肥胖症、动脉硬化症等患者食用。所含丰富的卵磷脂，可生成溶血磷脂，有抑制血小板凝聚的作用，可阻止血栓形成，保护血管壁，阻止动脉硬化。磷脂是高级神经活动不可缺少的营养物质，研究发现，卵磷脂对人体的肝脏具有很好的保护作用。另外，卵磷脂还有解酒的作用，并有很强的乳化功能，能够有效保护肝细胞、促进肝细胞的活化和再生，增强肝脏功能，起到保护肝脏不受酒精侵害的作用，从而有效地降低酒精性肝硬化、酒精性脂肪肝的发病率。

食疗作用

（1）护血管

鹌鹑中丰富的卵磷脂可生成溶血磷脂，抑制血小板凝聚，阻止血栓形成，保护血管壁，阻止动脉硬化。

（2）健脑

鹌鹑肉中含有丰富的卵磷脂和脑磷脂，是高级神经活动不可缺少的营养物质，具有健脑的作用。

食用宜忌

高血压、肥胖症患者适合食用。

鹌鹑肉不宜与蘑菇、木耳同食。

鹌鹑忌与猪肉、猪肝同食，否则面生黑斑。

养肝 美味推荐

鹌鹑枸杞汤

【原料】鹌鹑1只，枸杞子20克，杜仲10克。

【做法】①将鹌鹑肉切块，枸杞洗净，杜仲洗净，切片，装入纱布袋内，扎紧袋口。

②三物一并置沙锅内，加水，武火煮沸后，再以文火炖煮半小时，酌加调味品，再炖至鹌鹑肉熟烂，捞出药袋即成。

【功效】可作为腰膝酸软、四肢乏力、头目昏花等病症的食疗菜肴。

冬瓜煲鹌鹑

【原料】鹌鹑400克，冬瓜200克，花椒、葱、姜、精盐、料酒、醋各适量。

【做法】①先将宰好的鹌鹑剁去爪尖、嘴尖，剁块，入沸水中氽去血污；将冬瓜去皮洗净，切成小块。

②葱挽结，姜用刀面拍松。

③炖锅内加水适量，放入鹌鹑块置于火上，加花椒、葱结、姜块、料酒，用旺火烧沸后转小火保持炖锅微沸，煲至五成熟时加入冬瓜块、醋，同煮至熟烂，拣去葱、姜、花椒，加入精盐调味即可。

【功效】强筋健骨、益精明目。冬瓜性凉，味甘淡，有利水清热、消痰解毒的功效，可治水肿、咳喘、暑热、泻痢、痔漏等，可解酒毒、鱼毒。食用本品可辅助治疗急、慢性肾炎水肿及肝硬化腹水、脚气水肿等。

第二章 饮食调理——吃出健康凸显美丽

柠汁焗鹌鹑

【原料】鹌鹑10只，柠檬250克。精盐3茶匙，味精1茶匙，白糖、酱油、辣椒油、黄酒各3茶匙，花生油500克，麻油、胡椒粉各1茶匙，葱3段，姜1块。

【做法】①用刀斩去鹌鹑头，用手从脖子处连皮带毛一起撕下，去掉内脏洗净，抹上酱油、黄酒（以增加颜色）。葱、姜切片。柠檬切两半。

②旺火加宽油，将拌上酱油的鹌鹑过油炸至八成熟捞出。

③锅留底油，上旺火，下葱、姜炝锅，下入鹌鹑，烹上黄酒，加辣椒油、精盐、白糖、胡椒粉、味精和水，加盖用小火焗熟，旺火收汁，加入柠檬汁，淋麻油，翻匀出锅。

参芪煲鹌鹑

【原料】鹌鹑肉300克，党参15克，黄芪10克，大葱5克，姜5克，盐2克。

【做法】①先将鹌鹑宰杀、去毛及内脏，洗净切块。

②党参、黄芪洗净切片，与鹌鹑肉、葱、生姜一同放入沙锅中，加入清水适量，用旺火煮沸，再转用小火慢煲至鹌鹑肉熟烂，加精盐调味即成。

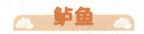

鲈鱼

【简介】

鲈鱼又称花鲈、寨花、鲈板、四肋鱼等，俗称鲈鲛。鲈鱼肉质白嫩、清香，没有腥味，肉为蒜瓣形，最宜清蒸、红烧或炖汤。鲈鱼分布

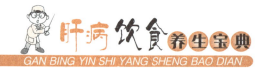

于太平洋西部、中国沿海及通海的淡水水体中均产之,黄海、渤海较多。为常见的经济鱼类之一,也是发展海水养殖的品种。

营养成分

每100克中,水分78克,蛋白质17.5克,脂肪3.1克,碳水化合物0.4克,钙56毫克,磷131毫克,铁1.2毫克,核黄酸0.23毫克,咽酸1.7毫克。

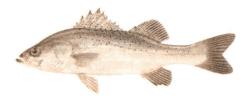

护肝功效

鲈鱼富含蛋白质、维生素A、B族维生素、钙、镁、锌、硒等营养元素,具有补肝肾、益脾胃、化痰、化痰止咳之效,对肝肾不足的人有很好的补益作用。其中,蛋白质能促进受损肝细胞的再生和修复;硒元素具有出色的调节免疫力和抗氧化功能,可以阻断病毒的复制和变异,因此,硒元素具有显著的保肝和护肝功能;而B族维生素可以帮助人体消化蛋白质、碳水化合物,消除体内的脂肪,减轻肝脏的负担,同时促进肝细胞的再生,从而提高细胞的新陈代谢的功能,起到养肝、护肝的作用。

食疗作用

(1) 补充营养

鲈鱼中富含丰富的蛋白质、维生素A、B族维生素、钙、镁等营养元素,可为人体补充必需的营养素。

(2) 补肝益肾

鲈鱼可补肝肾、益脾胃、温胃驱寒、化痰止咳、补气安神,对肝肾不足的人有很好的补益作用。

第二章 饮食调理——吃出健康凸显美丽

(3) 安胎下乳

准妈妈和产后妇女多吃鲈鱼，既可补身，又不会因营养过剩而导致肥胖，是安胎、通乳和健脾益气的佳品。

食用宜忌

鲈鱼不可与牛羊油、奶酪和中药荆芥同食。

鲈鱼是肉食性鱼类，鱼肝不宜食用。

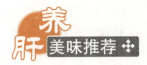

红烧鲈鱼

【原料】鲈鱼1条，姜末、花生油、精盐、生粉、老抽、白糖各适量。

【做法】①将鲈鱼去鳞及内脏，洗净，两面鱼身划上花刀。

②起油锅，爆香姜末，下鲈鱼煎香煎熟，盛起。

③另起油锅，加精盐、白糖、生粉、老抽和少许水，煮成芡汁；把煎好的鱼倒入芡汁内，颠翻均匀，使鱼四周挂汁，再煮沸即可。

【功效】补五脏、益筋骨、和肠胃、治水气。本品药食相合，具有补心脾、益肝肾的功效，对于心脾两虚、肝肾不足引起的心慌、心悸、失眠、多梦、健忘、乏力、津亏口渴、自汗或慢性腹泻、慢性肝炎、肺结核等均有疗效。

柠檬鲈鱼

【原料】鲈鱼1条，柠檬1个，香菜、白糖、蒜末、香油各适量。

【做法】①香菜洗净，切末；鲈鱼洗净，从腹部切开但不切断，放入盘中；柠檬对半切开，挤出柠檬汁。

②将柠檬汁同白糖、蒜末拌匀，淋在鱼身上。

③将鱼放入蒸锅中蒸12分钟，取出，撒上香菜末，淋上香油即可。

【功效】柠檬鲈鱼不仅能开胃消食，还能舒解精神压力、减肥瘦身。

菊花鲈鱼

【原料】鲈鱼1条，芥蓝菜叶、干淀粉、番茄酱、香醋、湿淀粉、味精、白糖、盐、肉清汤、花生油各适量。

【做法】①将鲈鱼洗净，剖成两片，剔去脊骨、肋骨，在鱼肉面剞花刀，切块。

②芥蓝菜叶洗净，剪成菊花叶状，下沸水锅氽熟取出。肉清汤、盐、香醋、白糖、番茄酱、味精、湿淀粉对成卤汁。

③炒锅置旺火上，下入花生油烧至七成热，将鲈鱼生坯用干淀粉抓匀后下锅，炸2分钟至鱼块卷成菊花形，用漏勺轻轻捞起，沥干油后盛入盘中，旁边摆菊花叶形芥蓝菜叶作装饰。

④锅中留约50克底油，旺火烧热，倒入卤汁煮沸，勾芡，淋于菊花鲈鱼上即成。

糖醋鲈鱼

【原料】鲈鱼、葱花、红椒丝、葱丝、姜末、蒜末、生抽、糖、醋、料酒、盐、湿淀粉、香油、高汤油、湿淀粉适量。

【做法】①鱼洗净后，沥干水，在鱼身两面各斜切一刀，用胡椒粉和少许盐稍腌。

②将调料调成糖醋汁待用。

③红椒、葱白切丝待用。

④油烧至七成热，将湿淀粉均匀涂在鱼身上，提起鱼尾，先将鱼头

入油稍炸，再舀油淋在鱼身上，待淀粉凝固时再把鱼慢慢放入油锅内。

⑤待鱼炸至金黄色，捞出控油放入盘中待用。

⑥炒锅内留少许油，放入葱花、姜末、蒜末爆香，再倒入调好的芡汁，待芡汁收浓起锅浇在鱼身上，撒上葱丝、红椒丝即可。

鲈鱼蒸水蛋

【原料】鲈鱼、鸡蛋、鸡油、盐、葱、姜、蒸鱼豉油、白糖。

【做法】①洗净鲈鱼，在鱼脊骨横切一刀，洒 1/2 汤匙盐抹遍鱼身腌一下。洗净葱姜和香菜，葱和香菜切成段，姜切成丝。

②在鲈鱼的鱼腹内塞入少许姜丝，鱼身上放些鸡油，加保鲜膜放入微波炉中高大火蒸 6 分钟。

③将 2 只鸡蛋打入碗里，温水倒入碗里，用筷子顺一个方向搅。

④取出鲈鱼倒掉碟中汤汁，放回锅内，将打好的蛋液倒入碟里，加盖再入微波炉加热中火 5 分钟。

⑤热锅添入 3 汤匙油，爆香姜丝，放入葱段，倒入 4 汤匙蒸鱼豉油、1/4 汤匙白糖，水，拌匀，浇在鱼身上然后撒上香菜末即可。

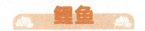

简介

鲤科中粗强的绿褐色鱼，原产亚洲，后引进欧洲、北美及其他地区。鳞大，上腭两侧各有二须，单独或成小群地生活于平静且水草丛生的泥底的池塘、湖泊、河流中。杂食性，掘寻食物时常把水搅浑，增大混浊度，对很多动植物有不利影响。因此，常被认为是不受欢迎的，人们要花很大力量才能除掉它。

鲤鱼是在亚洲原产的温带性淡水鱼。喜欢生活在平原上的暖和湖

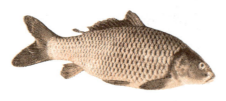

泊,或水流缓慢的河川里。分布在除澳洲和南美洲外的全世界。很早便在中国和日本当做观赏鱼或食用鱼,在德国等欧洲国家作为食用鱼被养殖。背鳍的根部长,没有脂鳍,通常口边有须,但也有的没有须。口腔的深处有咽喉齿,用来磨碎食物。鲤鱼的种类很多,约有2900种。

营养成分

每100克鲤鱼中含热能456千焦(109千卡),蛋白质17.6克,脂肪4.1克,糖类0.5克,胆固醇84毫克,维生素B_1 0.03毫克,维生素B_2 0.09毫克,维生素A 25微克,维生素E 1.27毫克,烟酸2.7毫克,钾334毫克,钙50毫克,铁1毫克,锌2.08毫克,钠53.7毫克,镁33毫克,铜0.06毫克,锰0.05毫克,磷204毫克,硒15.38微克。

护肝功效

鲤鱼的蛋白质含量高,而且质量也佳,人体消化吸收率可达96%,并能供给人体必需的精氨酸、矿物质、硒元素、维生素A和维生素D;其中蛋白质能促进受损肝细胞的再生和修复,精氨酸可促进机体细胞的再生和机体受损后的修复,还可以提高人体的免疫功能,延年益寿,消除疲劳。硒元素具有出色的调节免疫力和抗氧化功能,可以阻断病毒的复制和变异。因此,硒元素具有显著的保肝和护肝功能。所以食用鲤鱼有益于肝病患者养肝、护肝。

食疗作用

(1)预防心血管病

鲤鱼的脂肪呈液态,大部分由不饱和脂肪酸组成,具有良好的降低胆固醇作用，经常食用可防治动脉硬化和冠心病。

（2）健脾养胃

鲤鱼易于消化，能为人体提供优良的蛋白质和必需的氨基酸、矿物质、维生素 A，适合脾胃虚弱者食用。

（3）补充钾离子

鲤鱼含有丰富的钾离子，可防治低血钾症，增强肌肉强度，帮助高血压、高脂血患者改善肌肉疲劳状况。

食用宜忌

男性以吃雄性鲤鱼为宜。

食欲低下、工作太累和情绪低落的人适合吃鲤鱼。

凡患有恶性肿瘤、淋巴结核、红斑狼疮、小儿痄腮、血栓闭塞性脉管炎、痈疽疔疮、荨麻疹、皮肤湿疹等疾病者均忌食鲤鱼。

鲤鱼忌与狗肉、鸡肉、绿豆、小豆藿、赤小豆、牛羊油、猪肝、咸菜、麦冬、紫苏、龙骨、朱砂一起食用。

服用中药天门冬时不宜食用。

有慢性病者不宜食用，身体过于虚弱者少食。

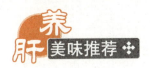

冬瓜鲤鱼汤

【原料】鲤鱼 450 克，大枣 10 克，枸杞 15 克，冬瓜 200 克，姜、精盐各适量。

【做法】①大枣、枸杞洗净；冬瓜去皮去瓤，洗净切块；姜切丝。

②鲤鱼宰杀，去鳞、鳃及内脏，洗净切块。

③锅中放入大枣、枸杞、冬瓜、姜丝和1500毫升水，用小火煮至冬瓜熟透，放入鱼块，转大火煮沸，至鱼块熟透，加精盐调味，即可。

【功效】滋补肝肾、清热解毒、利湿退黄。鲤鱼有滋补健胃、利水利尿、消肿通乳、清热解毒、止咳下气的功效。常食鲤鱼，可辅助治疗肾炎、肝硬化以及黄疸型肝炎。

醋椒鱼

【原料】活鲤鱼1条（约500~750克），料酒10克，盐5克，葱丝、姜汁、胡椒粉、白醋、猪油、香菜各适量，高汤500克。

【做法】①将活鱼宰杀，去鳞、鳃和内脏洗净，剞上柳叶刀，然后用开水氽一下，去净血水。

②锅置火上，放猪油、高汤、料酒、姜汁、盐，烧开后放入氽过的鱼，煮5分钟左右，加精盐，白醋，胡椒粉，随后把鱼捞出放入汤碗，上面放葱丝、香菜，然后把鱼汤过罗，倒入汤碗中即成。

【功效】为一道酸辣味道的汤菜，鱼鲜嫩，汤清香，营养丰富，适用于各种水肿之人食用。

蜜汁塘鲤鱼

【原料】鲤鱼500克，杏仁20克，蜂蜜50克，料酒、酱油、植物油、姜丝、大葱段各适量。

【做法】①将鱼去鳞、鳃及内脏，洗净；杏仁洗净。

②起油锅烧至七成热，下葱段、姜丝略煸，加300毫升清水煮沸。

③加杏仁、酱油、料酒、蜂蜜，再次煮沸，将鱼放入锅内，煮熟收汁即可。

【功效】补虚养身、健脾开胃。鲤鱼有滋补健胃、利水利尿、消肿

第二章 饮食调理——吃出健康凸显美丽

通乳、清热解毒、止咳下气的功效。常食鲤鱼，对于治疗肾炎、肝硬化以及黄疸型肝炎有食疗功效。

珍珠鲤鱼

【原料】鲤鱼1条、黄瓜、红樱桃、蛋清、葱、姜、蒜、花椒水、盐、味精、料油、料酒。

【做法】①将鱼头尾分开，用葱、姜、蒜、花椒水、盐、味精、料酒调好口味蒸熟。中间鱼去骨，肉剁成泥放在碗内，加盐、花椒水、味精、清汤、蛋清拌匀。

②勺放水烧开，放鱼肉挤成丸子，摆放在头尾中间。

③大勺放清汤、盐、花椒水、味精勾芡。

葱烧鲤鱼

【原料】鲤鱼500克，葱25克，姜2片，酒3大匙，醋2大匙，酱油4大匙，香油2大匙，油1小碗，白糖1大匙。

【做法】①葱整理洗净，晾干备用，鲤鱼剖开洗净。用酒、白糖拌和，浸腌半小时，并上下翻动。

②在锅中烧热生油1小碗，将鱼放入油锅中煎香，另取一只锅，铺上一层鲤鱼，一层葱，鱼及葱交替完为止。最后把姜丝撒上。

③将浸鱼之全部调料倒入锅中，加锅盖，置文火上烧40分钟，最后淋上香油，便可盛盘上桌。

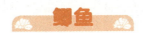

简介

鲫鱼属鲤形目、鲤科、鲫属，是一种主要以植物为食的杂食性鱼，喜群集而行，择食而居。鲫鱼肉质细嫩，肉味甜美，营养价值很高。鲫鱼药用价值极高，其性味甘、平、温，入胃、肾，具有和中补虚、除湿利水、补虚赢、温胃进食、补中生气之功效。鲫鱼分布广泛，全国各地水域常年均有生产，以2～4月份和8～12月份的鲫鱼最肥美，为我国重要食用鱼类之一。

营养成分

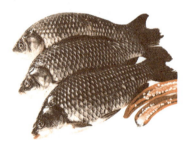

每100克鲜鲫鱼肉含热量108千卡、蛋白质17.1克、脂肪2.7克、碳水化合物3.8克、胆固醇130毫克、维生素A 17微克、维生素B_1 0.04毫克、维生素B_2 0.09毫克、维生素PP 2.5毫克、维生素E 0.68毫克、钙79毫克、磷193毫克、钾290毫克、钠41.2毫克、镁41毫克、铁1.3毫克、锌1.94毫克、硒14.31微克、铜0.08毫克、锰0.06毫克。

护肝功效

鲫鱼含有丰富的蛋白质、脂肪、碳水化合物等营养物质以及钙、磷、铁等微量元素，吃鲫鱼可提高血浆白蛋白的含量，尤其是肝癌、肝硬化有大量腹水的患者，食用鲫鱼可以补充血浆白蛋白，可以起到减少腹水渗出的作用。同时鲫鱼可以增强患者的食欲，改善患者的营养状况，提高患者的抗病能力，对于晚期肝癌患者有很好的药用价值，因此鲫鱼是肝病患者保肝营养的佳品。

食疗作用

(1) 补充蛋白质

鲫鱼所含的蛋白质质优、齐全，易消化吸收，经常食用可补充营养，增强抗病能力。它更是肝肾疾病、心脑血管疾病患者补充蛋白质的

第二章 饮食调理——吃出健康凸显美丽

最佳选择。

（2）滋补强身

鲫鱼肉嫩味鲜,尤其适于做汤。鲫鱼汤味香汤鲜,具有较强的滋补作用,非常适合中老年人、病后虚弱者及产妇食用。

（3）催乳通络

鲫鱼和中开胃、活血通络,有良好的催乳功效。鲫鱼子能补肝养目,鲫鱼脑有健脑益智的作用。

食用宜忌

先天不足、后天失调、以及手术后、病后体虚形弱者,经常吃一些鲫鱼很有益。

肝炎、肾炎、高血压、心脏病、慢性支气管炎等疾病的患者可以经常食用,以补营养,增强抗病能力。

鲫鱼鱼子的胆固醇含量较高,故中老年人和高血脂、高胆固醇者忌食。

不宜与麦冬、沙参、芥菜同用、同食；不宜用牛、羊油煎炸；鲫鱼与冬瓜同食容易引起脱水。

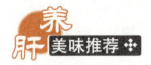

陈皮鲫鱼汤

【原料】鲫鱼 2 条,陈皮 10 克,砂仁 3 克,荜茇 10 克,葱段、姜片适量,食用油 1 大匙,盐适量。

【做法】①将陈皮、砂仁、荜茇分别洗净,并装入棉布袋。

②把鲫鱼洗净,去除鳃及内脏,将已装好的棉布袋、葱段、姜片放入鱼肚。

③在锅中放食用油加热，将鲫鱼外表煎黄，加入清水，用大火煮至汤汁呈乳白色，最后加盐调味即可。

【功效】清肝解毒功效。鲫鱼有益气、健脾、清热、利尿的功效，此道汤品能开胃、理湿，对于慢性肝炎患者有不错的疗效。

鱼茸蒸豆腐

【原料】鲫鱼120克，豆腐200克，淀粉10克，精盐、小葱粒、生抽、胡椒粉、植物油各适量。

【做法】①鲫鱼宰杀，去鳞、鳃及内脏洗净，片取净肉剁蓉，加入精盐拌匀。

②放干淀粉、清水适量调成糊状；边拌鱼蓉边加粉糊，再放入葱粒、豆腐、精盐、干淀粉拌匀；生抽、胡椒粉、植物油调成味汁。

③烧沸蒸锅，放入鱼蓉豆腐，用中火蒸约15分钟取出，淋上味汁，即可。

【功效】养肝益气、强身健体。此菜适合肝肾亏虚、精血不足、脾气虚弱者食用；一般人食用，可强身健体、益智利脑。

鲫鱼羹

【原料】鲜鲫鱼500克，砂仁、胡椒、花椒、陈皮、毕茇各3克，葱、蒜、酱、盐各适量。

【做法】鲫鱼去内脏，鱼肚中放入砂仁、胡椒、花椒、陈皮、毕茇和葱、蒜、酱、盐，蒸20分钟后食鱼肉。佐餐随量。

【功效】温中散寒，健脾利水。适用于慢性肝炎及肝硬化，症见肚腹胀满、纳差腹泻、浮肿腹水的脾胃虚寒型患者。

豆瓣鲫鱼

【原料】活鲫鱼2条或鳜鱼1条、蒜末30克，葱花50克，姜末、酱油、糖、醋各10克,绍酒25克,湿淀粉15克,细盐2克,郫县豆瓣酱40克,肉汤300克,熟菜油500克(约耗150克)。

【做法】①将鱼治净,在鱼身两面各剞两刀(深度接近鱼骨),抹上绍酒、细盐稍腌。

②炒锅上旺火,下油烧至七成热,下鱼稍炸捞起。

③锅内留油75克,放郫县豆瓣酱末、姜、蒜炒至油呈红色,放鱼、肉汤,移至小火上,再加酱油、糖、细盐,将鱼烧熟,盛入盘中。

④原锅置旺火上,用湿淀粉勾芡,淋醋,撒葱花,浇在鱼身上即成。

⑤必须用新鲜鲫鱼或鳜鱼为原料。烹制时卤汁要浓厚,使鱼粘匀卤汁而入味。

山药蒸鲫鱼

【原料】鲫鱼、山药、大葱、姜、盐、味精。

【做法】①鲫鱼去鳞及肠杂,洗净,用料酒、盐腌15分钟。

②山药去皮、切片,铺于碗底,把鲫鱼置上,加葱段、姜片、盐、味精、少许水,上屉蒸30分钟。

【功效】鲫鱼营养价值很高,可以起到滋阴调理、补虚、养身调理、消除身体水肿以及调理肾脏的功能,与山药一起蒸煮,更可以帮助男性补阳壮气。

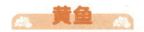

黄鱼

【简介】

黄花鱼分为大黄鱼和小黄鱼,分别为我国四大海洋业品种之一。大黄鱼也叫大先、金龙、黄瓜鱼、红瓜、黄金龙、桂花黄鱼、大王鱼、大黄䱜;小黄鱼也叫梅子、梅鱼、小王鱼、小先、小春鱼、小黄瓜鱼、厚鳞仔、花鱼。都隶属鱼纲,石首鱼科。

营养成分

每100克黄花鱼中含热能406千焦（97千卡），蛋白质17.7克，脂肪2.5克，糖类0.8克，胆固醇86毫克，维生素B_1 0.03毫克，维生素B_2 0.1毫克，维生素A 10微克，维生素E 1.13毫克，烟酸1.9毫克，钾260毫克，钙53毫克，铁0.7毫克，锌0.58毫克，钠120.3毫克，镁39毫克，铜0.04毫克，锰0.02毫克，磷174毫克，硒42.57微克。

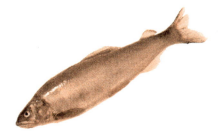

护肝功效

黄鱼含有丰富的蛋白质、矿物质和维生素，对人体有很好的补益作用，对体质虚弱的中老年人来说，食用黄鱼会收到很好的食疗效果。药膳专家建议患有慢性肝炎的患者平时应该多吃些蛋白质含量高的食物。不过重度肝炎患者则需控制蛋白质的摄入量，应遵医嘱。

另外，黄鱼含有丰富的微量元素硒，能清除人体代谢产生的自由基，延缓衰老，并对各种癌症有防治功效，可以阻断病毒的复制和变异，从而起到保肝、护肝的作用。

食疗作用

(1) 健脾和胃，益肾养阴

适用于脾虚纳呆、胃脘疼痛、消化不良及肾虚滑精、腰膝酸软、头晕眼花等。

(2) 止血

现代药理研究证明，黄花鱼中含有高黏性胶体蛋白和黏多糖，具有较好的止血作用，可用于呕血、便血等。

第二章 饮食调理——吃出健康凸显美丽

（3）补充蛋白质

黄花鱼中含有17种氨基酸，是肝病患者十分理想的蛋白质补充食品。

食用宜忌

不宜食用烧焦或未煮透的黄鱼。

哮喘和过敏体质者，服用左旋多巴、药荆芥者均不宜食用黄鱼，黄鱼不宜与麦面同时食用。

黄鱼不宜开膛去内脏。可以用两根筷子，从鱼嘴伸进腹部把内脏取出。

加工黄鱼时要撕去鱼的头皮，把黏液洗净，擦干，不仅会消除腥味，还能保持鱼头的完整。

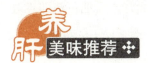

菠菜黄鱼羹

【原料】小黄鱼300克，菠菜60克，紫菜20克，鲜汤、鸡精、香油、大葱丝、姜丝、湿淀粉、胡椒粉、料酒、精盐各适量。

【做法】①菠菜洗净切段；小黄鱼取肉，剁鱼泥；紫菜浸洗干净。

②起汤锅，锅内加鲜汤、葱丝、姜丝、料酒、精盐、鸡精烧沸。

③接着下入鱼泥滑透至熟后下入菠菜、紫菜、胡椒粉烧沸，用湿淀粉勾芡；盛入汤碗内，加香油即可。

【功效】暖胃和中、平肝降阳、益肠明目。此羹可作为虚劳、风虚头痛、肝阳上亢、高血压、头痛、久疟患者的辅助食疗。

松子黄鱼

【原料】黄鱼1尾（约750克），松子仁50克，水发香菇3只，荸荠3个，酱油25克，白糖75克，香醋60克，绍酒10克，胡椒粉1克，清汤150克，菱粉25克，麻油15克，植物油1500克（实耗125克）。

【做法】①将黄鱼刮净，去鳞、内脏、鳃，撕去背鳍、头皮，洗净，斩下鱼头，批下两侧鱼肉，剞上大的麦穗花刀。香菇去蒂，洗净泥沙，同荸荠均匀切成丁待用。

②锅烧热，倒入植物油烧至三成热，将松子仁下锅，用文火炸熟捞出。将油继续烧至七成热，黄鱼先用湿菱粉抹匀再拍上干菱粉，下油锅炸酥捞出，沥干油分，装在盆内。

③另取锅烧热，加125克植物油，投入香菇丁、荸荠丁略炒一下，烹入绍酒，加入酱油、清汤、白糖、胡椒粉，待烧沸后加入香醋，随即用湿菱粉勾琉璃芡，淋入麻油推匀，起锅浇在黄鱼上面，撒上松子仁即成。

香菜鱼肝羹

【原料】沙爆黄鱼肚150克，香菜叶150克，鸡蛋2个，猪骨1000克，马蹄粉1克，烧酒、盐、味精、料酒、葱姜末各适量。

【做法】①猪骨先熬成汤，捞去骨头。鱼肚浸软，用清水洗净。

②起油锅烧热，下葱姜末炝锅，下烧酒、清水，放入鱼肚煨煮10分钟，捞起用冷水过凉，擦干，放入猪骨汤内滚至软滑，加盐、味精、料酒调味，拌入马蹄粉，淋入鸡蛋液，撒香菜叶即成。

黄鱼炖豆腐

【原料】黄鱼、豆腐、葱、姜、蒜适量、干红辣椒、淀粉少许、料酒、酱油、醋适量、盐、白糖少许。

第二章 饮食调理——吃出健康凸显美丽

【做法】①黄鱼处理干净,豆腐切块,葱姜切末,蒜切小块,干辣椒掰小段。

②洗净的黄鱼沥干水。

③在鱼身上涂一层淀粉。

④锅烧热,先用姜片在锅壁上擦一遍,再倒入油。

⑤油稍热即可将鱼放入煎鱼,2分钟后翻面,再煎2分钟。

⑥锅内放入干辣椒,葱、姜、蒜略炒。

⑦加入酱油、料酒、盐,接着倒入豆腐块。

⑧锅中加热水,没过鱼和豆腐,大火煮开,转中小火,加醋煮约15分钟。

⑨出锅前点少许白糖,煮开锅即可。

荠菜黄鱼羹

【原料】黄鱼、荠菜、葱姜、料酒、盐、白胡椒粉、鸡精、淀粉、香油。

【做法】①黄鱼去头、鳞、鳃肠洗净,加料酒、盐、葱姜隔水蒸5~6分钟至熟。

②将蒸熟的黄鱼放凉,去除鱼骨取肉备用。

③荠菜洗净,入沸水锅中焯后,捞出立刻浸入冷水降温。

④将荠菜挤去水分后切碎备用。

⑤锅里放入少许油烧热,放入葱姜末小火煸香,放入黄鱼肉,加入适量清水。

⑥水开后放入荠菜末,加盐、白胡椒粉、鸡精调味,最后用水淀粉勾薄芡,滴几滴香油即可。

带鱼

简介

带鱼又叫刀鱼、牙带鱼，是鱼纲鲈形目带鱼科动物，带鱼的体型正如其名，侧扁如带，呈银灰色，背鳍及胸鳍浅灰色，带有很细小的斑点，尾巴为黑色，带鱼头尖口大，到尾部逐渐变细，好像一根细鞭，头长为身高的2倍，全长1米左右，1996年3月中旬浙江有一渔民曾捕到一条长2.1米、重7.8公斤的特大个体，这条"带鱼王"后来被温岭市石塘镇小学的生物博物馆收藏。带鱼分布比较广，以西太平洋和印度洋最多，我国沿海各省均可见到，其中又以东海产量最高。

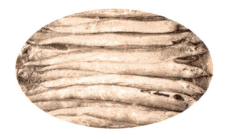

营养成分

每100克带鱼中含热能531千焦（127千卡），蛋白质17.7克，脂肪4.9克，糖类3.1克，胆固醇76毫克，维生素B_1 0.02毫克，维生素B_2 0.06毫克，维生素A 29微克，维生素E 0.82毫克，烟酸2.8毫克，钾280毫克，钙28毫克，铁1.2毫克，锌0.7毫克，钠150.1毫克，镁43毫克，铜0.08毫克，锰0.17毫克，磷191毫克，硒36.57微克。

护肝功效

带鱼味甘性温，有暖胃补虚、泽肤、补五脏等功能，适合体虚之人如头晕、气短、乏力、营养不良者食用，对脾胃虚弱、消化不良、皮肤干燥者尤为适宜。常吃带鱼有养肝补血、泽肤养发健美的功效。

第二章 饮食调理——吃出健康凸显美丽

食疗作用

（1）防癌抗癌

带鱼全身的鳞和银白色油脂层中含有一种抗癌成分，对辅助治疗白血病、淋巴肿瘤等有益。

（2）保护心血管

带鱼中丰富的镁元素，对心血管系统有很好的保护作用，有利于预防高血压、心肌梗死等心血管疾病。

（3）保健美容

带鱼的脂肪含量高于一般鱼类，且多为不饱和脂肪酸，具有降低胆固醇的作用。常吃带鱼，还有养肝补血、泽肤养发、健美的功效。

食用宜忌

一般人均宜于食用。中老年、妇幼人群食之尤宜。

带鱼属动风发物，凡患有疥疮、湿疹等皮肤病或皮肤过敏者忌食；癌症患者及红斑狼疮之人忌食；痈疖疔毒和淋巴结核以及支管炎哮喘者忌食。

忌用牛、羊油煎炸。

不可与荆芥同食。

身体肥胖者不宜多食。

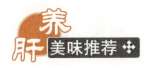

家常焖带鱼

【原料】鲜带鱼1条（约750克），猪大油、醋、面酱、精盐、味精、花椒、大料、葱段、姜片、香菜段、香油各适量。

【做法】①将带鱼削腹去掉内脏、杂物，洗净，剁去鱼头及尾尖、鱼鳍，切成长约5厘米的段，撒上精盐、醋，腌渍一会。

②将锅洗净，加入少许猪大油，烧至四五成热时，投入葱段、姜片、花椒、大料，炸出香味；随即放入面酱炒散，烹入醋，注入清水，倒入带鱼段，用旺火烧沸；撇去浮沫，改用小火焖约20分钟；待汤汁浓稠后，加味精，撒入香菜段，淋入香油拌匀，盛入盘中。

【功效】此美味不但具有暖胃、补虚、泽肤、黑发等功能，而且鱼鲜香，肉烂脱骨，食之方便可口。

木瓜带鱼汤

【原料】带鱼300克（切块），排骨100克，青木瓜1个，黑木耳15克，姜片适量，食用油1大匙，盐适量。

【做法】①将青木瓜去皮、去籽、切块；黑木耳洗净，用温水泡软、去蒂，并撕成块状；将排骨氽烫，捞出备用。

②在锅中放食用油加热，放入带鱼、姜片，用小火将两面煎黄，盛盘。

③另取锅加水，放入所有材料煮滚后，转小火续煮1个半小时，最后加盐调味即可。

【功效】有清肝解毒的功效。常吃带鱼，对于慢性肝炎有不错的疗效，搭配青木瓜食用，可有效改善肝功能。

糖醋带鱼

【原料】带鱼250克，醋35克，白糖30克，盐、料酒、酱油各适量。

【做法】①带鱼洗净，切段。

②用盐、料酒、酱油将鱼段浸泡半小时后捞出，入油锅里炸至金黄色，捞出沥油。

③锅中再加油，倒入鱼段，加醋、白糖焖熟入味即可。

第二章 饮食调理——吃出健康凸显美丽

【功效】糖醋带鱼有消食和胃的作用，适用于老人、咀嚼能力较差以及营养不良的人。

清蒸带鱼

【原料】带鱼一条（一斤左右）、葱、姜、料酒、盐、味精、鱼露。

【做法】①将带鱼切成块状，洗干净。

②将带鱼块两面剞十字花刀（斜切成网格状），切半寸段。

③将带鱼块装盘，加入调料，上蒸笼蒸6分钟。

④将蒸熟的带鱼出笼，淋明油即可。

五香带鱼

【原料】带鱼1000克，植物油1000克，香油、酱油各40克，白糖50克，醋25克，精盐、味精各3克，料酒10克，五香粉4克，胡椒粉1克，大料、桂皮各5克，葱段、姜片各20克。

【做法】①将带鱼剁去头尾，开膛去内脏，洗净后用刀剁成6厘米长的段，放入盆内，加入精盐、料酒、胡椒粉、葱段、姜片，拌匀腌2小时左右。

②起油锅，烧至八成热时，把鱼分几次下锅内，炸至呈金黄色，外皮略硬时捞出。

③将油倒入锅内，下入桂皮、大料、葱段、姜片，炸出香味，再加入料酒、精盐、酱油、白糖、醋、炸好的鱼段及适量清水。

④旺火烧开后，转微火烧10分钟，把鱼段取出放入白瓷盘内。锅内加入五香粉、味精，旺火把汁收浓，淋入香油，浇在盘中的带鱼段上即成。

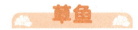

简介

草鱼属鲤形目鲤科雅罗鱼亚科草鱼属。草鱼的俗称有：鲩、油鲩、草鲩、白鲩、草鱼、草根（东北）、混子、黑青鱼等。栖息于平原地区的江河湖泊，一般喜居于水的中下层和近岸多水草区域。性活泼，游泳迅速，常成群觅食。

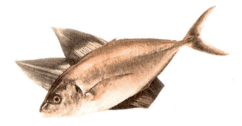

为典型的草食性鱼类。在干流或湖泊的深水处越冬。生殖季节亲鱼有溯游习性。已移殖到亚、欧、美、非各洲的许多国家。因其生长迅速，饲料来源广，是中国淡水养殖的四大家鱼之一。

营养成分

据分析，每100克草鱼中含水分77.3克、能量113千卡、蛋白质16.6克、脂肪5.2克、胆固醇86克、维生素A 12毫克、维生素B_1 0.04毫克、维生素B_2 0.11毫克、维生素E 2.03毫克、维生素PP 2.8毫克、钙38毫克、磷203毫克、钾312毫克、钠46毫克、镁31毫克、锌0.87毫克、硒6.67毫克、磺6.4毫克、亮氨酸1310毫克、赖氨酸1472毫克、芳香族氨基酸1184毫克、酪氨酸518毫克、精氨酸956毫克、丙氨酸1006毫克、天冬氨酸1537毫克等。

护肝功效

有研究表明，草鱼含有丰富的硒元素，硒元素具有出色的调节免疫力和抗氧化功能，可以阻断毒的复制和变异。因此硒元素具有显著的保肝和护肝功能。食用草鱼也可治急性传染性肝炎。

肝炎患者常常伴随着厌食且食欲不振、身体虚弱，对于身体虚弱、食欲不振的人来说，草鱼肉嫩而不腻，可以开胃、滋补。

食疗作用

（1）防治肿瘤

草鱼中含有大量的硒元素，经常食用对肿瘤有一定的防治作用。

（2）预防心血管疾病

草鱼中含有丰富的不饱和脂肪酸，可改善血液循环，预防心血管疾病。

食用宜忌

（1）草鱼要新鲜，煮时火候不能太大，以免把鱼肉煮散。

（2）草鱼与豆腐同食，具有补中调胃、利水消肿的功效；对心肌及儿童骨骼生长有特殊作用，可作为冠心病、血脂较高、小儿发育不良、水肿、肺结核、产后乳少等患者的食疗菜肴。

（3）民间将草鱼与油条、蛋、胡椒粉同蒸，可益眼明目，适合老年人温补健身。

养肝美味推荐

川草鱼

【原料】草鱼300克，香菜段20克，大葱、白酒、精盐、姜、红尖辣椒、酱油、白糖、色拉油各适量。

【做法】①将草鱼宰杀，去鳞及内脏，清洗干净；辣椒洗净切丝，葱一半切段，一半切丝；姜少部分切片，大部分切丝。

②将草鱼放入锅中,放入葱段、白酒、精盐、姜片,加水,大火煮沸1分钟;立刻熄火焖5分钟到鱼肉熟后取出放在盘内,煮鱼的汤汁备用。

③将油锅烧热,放入葱丝、姜丝、红辣椒丝炒香;放入酱油、白糖、煮鱼汁,放入熟鱼肉、嫩姜丝,稍煮,撒香菜段即可。

【功效】暖胃和中、平降肝阳、益肠明目。

清蒸草鱼

【原料】草鱼300克,猪油(板油)50克,大葱丝、姜丝、料酒、精盐、胡椒粉各适量。

【做法】①将草鱼宰杀,去鳞及内脏,清洗干净;猪板油切丁。

②盘中放草鱼,放入猪板油丁、葱丝、姜丝、料酒、精盐、胡椒粉。

③将盘放入蒸锅内,用旺火蒸20分钟取出,即可。

【功效】补肾平肝、祛风补气。

红烧草鱼

【原料】草鱼1条,猪里脊250克、香菇50克,葱、姜、蒜、盐、白糖、白酒、胡椒粉、生抽、湿淀粉、香油、食用油料酒各适量。

【做法】①将草鱼去内脏清洗干净,在鱼的身上切成"井"字,涂上盐稍腌制一会儿,葱、姜、蒜洗净切成末,香菇洗净切成丝,猪里脊肉切成丝。

②坐锅点火放入大量油,油至六成热时,将整条鱼放入锅中炸至两面金黄色捞出沥干油。

③坐锅点火,锅内留余油,倒入葱末、姜末、蒜末、香菇丝、肉丝翻炒,加入盐、鸡精、白糖、草鱼、生抽、胡椒粉、香油,稍焖一会儿,勾薄芡出锅即可。

第二章 饮食调理——吃出健康凸显美丽

花椒鱼片

【原料】草鱼1条（约1000克），金针菇200克，大葱50克，花椒30克。鸡蛋1个，豆粉20克，老姜20克。精盐3克，味精5克，鸡精3克，料酒25克，胡椒粉2克，色拉油100克，清汤200克。

【做法】①草鱼宰杀去鳞、去鳃，剖腹去内脏洗净，然后骨去头片成鱼片。葱切节，姜切片。金针菇洗净入沸水略煮，捞出盛入钵内打底。鱼片加料酒少许，码蛋清豆粉待用。

②炒锅置旺火上，加入色拉油50克烧至六成热，下姜片、葱节爆炒出香味，掺入清汤加料酒、盐、胡椒粉、鸡精烧沸。将码好味的鱼片放入煮至九成熟起锅装入钵内，放入味精。

③另锅置旺火上，放色拉油50克烧至七成热，下花椒炸香起锅淋在鱼片上面即成。

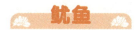

鱿鱼

【简介】

鱿鱼属软体动物类，是乌贼的一种，体圆锥形，体色苍白，有淡褐色斑，头大，前方生有触足10条，尾端的肉鳍呈三角形，常成群游弋于深约20米的海洋中。目前市场看到的鱿鱼有两种：一种是躯干部较肥大的鱿鱼，它的名称叫"枪乌贼"；一种是躯干部细长的鱿鱼，它的名称叫"柔鱼"，小的柔鱼俗名叫"小管仔"。

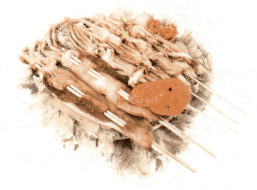

营养成分

据分析，每 100 克鱿鱼中含水分 80 克、热量 75 千卡、脂肪 0.8 克、蛋白质 17 克、维生素 A 21 微克、维生素 B_1 0.02 毫克、维生素 B_2 0.06 毫克、维生素 E 0.94 毫克、维生素 PP 1.6 毫克、牛磺酸 2.36 毫克、镁 61 毫克、钙 43 毫克、铁 0.5 毫克、锌 1.36 毫克、铜 0.2 毫克、锰 0.06 毫克、钾 16 毫克、磷 60 毫克、钠 134.7 毫克、硒 13.65 微克、亮氨酸 1287 毫克、赖氨酸 1214 毫克、精氨酸 1007 毫克、天冬氨酸 1662 毫克、谷氨酸 2730 毫克等。

护肝功效

鱿鱼除富含蛋白质和人体所需的氨基酸外，还含有大量的牛磺酸，可抑制血液中的胆固醇含量，缓解疲劳，恢复视力，改善肝脏功能，促进肝脏的解毒作用，预防酒精引起的肝脏功能损害。

食疗作用

（1）延缓衰老

鱿鱼有调节血压、保护神经纤维、活化细胞的作用，经常食用鱿鱼还能延缓身体衰老。

（2）排毒抗辐射

鱿鱼对肝脏具有解毒排毒的功效，可改善肘脏功能；而其所含的多肽和硒等微量元素，则有抗病毒、抗射线的作用。

（3）软化血管

鱿鱼富含的牛磺酸可有效减少血管壁内所累积的胆固醇，预防动脉硬化和胆结石的形成，同时还能补充脑力，预防老年痴呆症。

第二章 饮食调理——吃出健康凸显美丽

食用宜忌

鱿鱼须煮熟透后再食，皆因鲜鱿鱼中有一种多肽成分，若未煮透就食用，会导致肠运动失调。鱿鱼之类的水产品性质寒凉，脾胃虚寒的人应少吃。

鱿鱼含胆固醇较多，故高血脂、高胆固醇血症、动脉硬化等心血管病及肝病患者应慎食。鱿鱼是发物，患有湿疹、荨麻疹等疾病的人忌食。

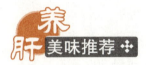

鱿鱼炒菜心

【原料】鱿鱼（鲜）250克，菜心250克，精盐、料酒、酱油、大葱、姜、大蒜、植物油各适量。

【做法】①将鱿鱼洗净切块打成花刀；将菜心洗净；大葱、姜、蒜切末备用。

②锅内烧水，待水沸后将鱿鱼放入氽一下，捞出沥水。

③起油锅，将大葱、姜、蒜末放入锅内煸出香味；然后将鱿鱼放入翻炒，倒入酱油、料酒，加精盐炒匀；再放入菜心翻炒至熟，淋明油出锅即可。

【功效】保肝开胃、解毒祛湿。

肉片鲜鱿

【原料】鱿鱼（鲜）200克，猪肉250克，小白菜300克，淀粉、蚝油、香油、黄酒、胡椒粉、植物油、姜、蒜各适量。

【做法】①将鱿鱼洗净切块,猪肉洗净切片,小白菜洗净切段,姜、蒜切末。

②热油锅,下姜、蒜末炝锅,下肉片、鱿鱼炒熟,把蚝油、香油、胡椒粉、黄酒和淀粉调稀成芡汁淋上,翻炒均匀,盛起。

③另起油锅,下小白菜炒熟,然后将勾了芡汁的肉片和鱿鱼回锅拌匀,最后淋明油炒匀即可。

【功效】平肝利尿、降脂、降压。

辣炒鱿鱼丝

【原料】鱿鱼300克,醋10克,酱油25克,湿淀粉75克,花生油100克,大葱10克,干红辣椒3克,料酒25克,鸡汤300毫升,芝麻油5克,精盐1.5克。

【做法】①取净鱿鱼块,去膜,洗净,切成6厘米长,2厘米宽的丝,泡入清水中。

②炒锅旺火烧热,放入25克花生油,烧热,烹入料酒,放盐和150毫升鸡汤,烧开,倒入鱿鱼丝,稍煮一下,捞出,待用。

③干红辣椒擦净,去蒂根,去籽,切成细丝;大葱去皮,洗净,切碎。

④净锅烧热,放入余下的75克花生油,旺火烧至五成热时,放入干红辣椒丝、酱油、盐、醋炒几下,倒入余下的鸡汤、鱿鱼,烧开,放入湿淀粉,勾芡,放入葱末,淋上芝麻油,出锅即可。

干鱿鱼

【原料】熟鸡皮、冬菇、南荠、火腿、猪蹄。鸡汤、精盐、料酒、姜、葱、胡椒面。

【做法】①盆内放清水2000克,生石灰50克加干鱿鱼浸泡12小

第二章 饮食调理——吃出健康凸显美丽

时,其间搅合二次,使鱿鱼胀发均匀捞出,用清水冲洗干净。

②将发制好的鱿鱼切成四厘米长,一厘米宽的粗丝,鸡皮,南荠,冬菇,火腿均切细丝,葱姜洗净拍松。

③把铁钎烧红烫猪脚尖缝的毛,然后放在温水中泡至半小时刮去烫糊的皮和毛洗净。

④沙锅中放上清1000克加葱,姜,料酒,猪蹄放火上烧开撇去浮沫,移至微火上炖约90分钟成浓汤。

⑤锅内放鸡汤250克,将鱿鱼丝汆烫一遍;从沙锅内取出猪蹄加鸡汤,鱿鱼丝及各种配料再炖半小时以汤白色浓为佳,加盐和胡椒面调味即熟。

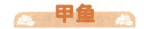

甲鱼

简介

甲鱼又称鳖、水鱼、团鱼和王八等,卵生爬行动物,水陆两栖生活。鳖肉味鲜美、营养丰富,有清热养阴,平肝熄风,软坚散结的效果。不仅是餐桌上的美味佳肴,而且是一种用途很广的滋补药品和中药材料。中国现存主要有中华鳖、山瑞鳖、斑鳖、鼋,其中以中华鳖最为常见。

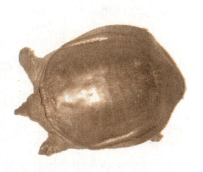

营养成分

每100克甲鱼中含热能494千焦(118千卡),蛋白质17.8克,脂肪4.3克,糖类2.1克,胆固醇101毫克,维生素B_1 0.07毫克,维生素B_2 0.14毫克,维生素A 139微克,维生素E 1.88毫克,烟酸3.3毫克,钾

196毫克，钙70毫克，铁2.8毫克，锌2.31毫克，钠96.9毫克，镁15毫克，铜0.12毫克，锰0.05毫克，磷114毫克，硒15.19微克。

护肝功效

有医学研究表明，甲鱼肉及其提取物能有效地预防和抑制肝癌、胃癌、急性淋巴性白血病，并用于防治因放射治疗、化学药物治疗引起的虚弱、贫血、白细胞减少等；甲鱼还有较好的净血作用，常食可降低血胆固醇含量，因而对高血压、冠心病患者有益。中医也认为，甲鱼适宜体质虚弱、肝肾阴虚、骨蒸劳热、营养不良者食用。

食疗作用

（1）养颜抗衰老

甲鱼富含维生素A、维生素E、胶原蛋白和多种氨基酸、不饱和脂肪酸，它们具有较强的抗氧化性，能提高人体免疫力，有养颜美容和延缓衰老的作用。

（2）壮阳补肾

用甲鱼壳熬制的胶，具有滋阴益肾、散消痞、强筋健骨的功效，可防治肾亏虚弱、头晕遗精等症。

食用宜忌

肠胃功能虚弱、消化不良的人慎食，尤其是患有肠胃炎、胃溃疡、胆囊炎等消化系统疾病患者不宜食用鳖肉。

失眠、孕妇及产后泄泻者也不宜食用，以免吃后引发胃肠不适等症或产生其他副作用。死甲鱼和变质的鳖肉不能吃。

活动性肝炎患者食用鳖肉，会加重肝脏的负担，不利于疾病的恢复。

养肝美味推荐

甲鱼枸杞粥

【原料】甲鱼250克,大米100克,枸杞子10克,葱花、姜片、黄酒、盐各适量。

【做法】①先将甲鱼处理干净,剁小块,氽烫,捞出刮去黑皮;大米洗净。

②油锅烧热,放入甲鱼,加入枸杞子、黄酒、姜片和适量清水,小火炖烂。

③加入大米,熬煮成粥,调入盐,撒上葱花即可。

【功效】滋阴补虚,适合体虚肾亏者。

木瓜甲鱼

【原料】甲鱼200克,木瓜200克,豆腐100克,高汤、精盐、葱、姜、湿淀粉、鸡精、香油、植物油各适量。

【做法】①将甲鱼宰杀,清理干净,斩成块;豆腐切块;木瓜去瓤、去皮洗净,切块;葱切段;姜切片。

②炒锅置火上,加植物油烧至五成热,放入甲鱼块煸干血水。

③将木瓜、豆腐、葱段、姜片放入锅中,加高汤适量,改用小火加盖焖至甲鱼软糯,待汤汁浓稠时,加湿淀粉勾芡推匀,加精盐、鸡精调味,淋香油,起锅即可。

【功效】滋阴保肝、降酶降脂。木瓜中含有一种可保肝护肝、抗炎抑菌、降低血脂、软化血管的化合物,对于各种肝病、高脂血症、动脉硬化都有很好的预防和治疗作用。

霸王别姬

【原料】甲鱼1只，鸡1只，鲜汤、酒、精盐、葱、姜各适量、火腿2根、香菇50克，冬笋100克。

【做法】①将甲鱼宰杀洗净，入沸水锅中焯，去除血水，捞出洗净，用洁布揩干，盖上壳，嫩母鸡去内脏洗净，斩去爪子，将翅膀交叉塞在鸡嘴里焯水，去除血污，清水洗净。

②将甲鱼和鸡放入锅中加鲜汤、酒、精盐、葱、姜、火腿、香菇、冬笋，加盖上笼，蒸至汤浓肉烂时，捞出葱姜，加味精、青菜心稍蒸即成。

鸡火甲鱼汤

【原料】甲鱼1只（约750克重）、鸡片10克、火腿10克、清汤1500克、盐、味精、黄酒、葱结、姜片各适量。

【做法】①甲鱼宰杀后去内脏洗净，斩块，入开水锅焯净血水，除净黄油，洗去血沫，放入品锅内，倒入清汤，放入鸡片、火腿，加盐、黄酒、葱结、姜片等调料。

②将调妥味的甲鱼，加盖上笼蒸半小时左右，离火，取出葱结，姜片即可上席。

清炖甲鱼汤

【原料】甲鱼一只（大约500克左右最好）、火腿、香菇（干的，比较香）、姜、蒜、葱、绍酒、盐、味精。

【做法】①将甲鱼翻过身来，背朝地，肚朝天，当它使劲翻身将脖子伸到最长时，迅速用快刀在脖根一刹，然后提起控净血，接着，放入水温大概有70～80度，将宰杀后的甲鱼放在热水中，烫2～5分钟（具体时间和温度根据甲鱼的老嫩和季节掌握）捞出。

②放凉后（迫不及待者可以用凉水浸泡降温）用剪刀或尖刀在甲鱼的腹部切开十字刀口，挖出内脏，宰下四肢和尾稍，关键是要把腿边的黄油去掉。

③把甲鱼全身的乌黑污皮轻轻刮净，但是不要把裙边（也叫飞边，位于甲鱼周围，是甲鱼身上滋味最香美的部分）刮破或刮掉，刮净黑皮后，洗净。

④甲鱼加工完成后，放在碗里，把切成片的火腿铺上，香菇，姜蒜葱也可以一起放入了，最后加料酒。

⑤然后就是花时间去炖了，看甲鱼的大小，小些的一小时差不多够了，大的么再加60分钟吧。

牡蛎

简介

牡蛎又名生蚝。牡蛎科动物长牡蛎、广东湛江生蚝、江苏南通、浙江三门县小屿山背部小沿海的牡蛎（大规模的养殖）以及大连湾牡蛎或近江牡蛎的贝壳。全年均可采收，去肉，洗净，晒干。

营养成分

含80%~95%的碳酸钙、磷酸钙及硫酸钙，并含镁、铝、硅及氧化铁等；牡蛎煅烧后碳酸盐分解，产生氧化钙等；牡蛎原动物含糖原，牛磺酸，10种必需的氨基酸，谷胱甘肽，维生素A，维生素B_1，维生

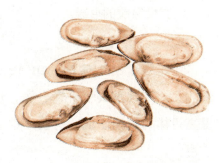

素 B_2，维生素 D，无机质如铜、锌、锰、钡、磷及钙等，其中所含的亮氨酸、精氨酸、瓜氨酸含量最丰富，是迄今为止人类所发现的含量最为高的海洋物种之一。

护肝功效

牡蛎能降血压、滋阴养血，含丰富的肝糖原，能缓解体力不足，改善疲劳，提高肝脏功能。牡蛎肉含有的丰富牛磺酸可促进胆酸的合成、分泌和排泄，从而发挥护肝作用。

牡蛎中含有的大量糖原，是人体细胞进行新陈代谢的直接能量来源，可被机体快速吸收，在改善心脏和血液循环功能、增进肝脏功能以及保肝解毒方面，具体快速吸收，在改善心脏和血液循环功能、增进肝脏功能以及保肝解毒方面，具有植物性糖原（淀粉）所无法比拟的作用，对肝脏疾病患者的康复极为有利。

食疗作用

（1）强筋健骨

牡蛎中钙含量接近牛奶，铁含量为牛奶的 21 倍，食后有助于骨骼、牙齿生长。

（2）延年益寿

牡蛎富含核酸，核酸在蛋白质合成中起重要作用，因而能延续皮肤老化，减少皱纹的形成。

（3）益智健脑

牡蛎所含的牛磺酸、DHA、EPA 是智力发育所需的重要营养素。另外药理学试验研究表明，运用牡蛎壳增加体内的含锌量，可提高机体的锌镉比值，有利于改善和防治高血压，起到护脑、健脑作用。

第二章 饮食调理——吃出健康凸显美丽

食用宜忌

病虚而多热者宜用。虚而有寒者忌之。

牡蛎恶麻黄、吴茱萸、辛夷。与啤酒同食易发痛风。

养肝美味推荐

鲤鱼牡蛎冬瓜汤

【原料】鲤鱼1条（约500克），冬瓜500克，牡蛎肉50克，葱白7根，盐适量。

【做法】鲤鱼去肠杂、肋，冬瓜洗净切小块，牡蛎肉洗净，葱白洗净切段，加适量盐同煮汤。

【功效】适用于原发性肝癌气滞血滞型，症见右胁下肿块、胁部胀痛、恶心少食、倦怠无力、面色黧黑、消瘦、黄疸、腹水、舌质紫暗或有淤斑、脉弦涩。

丝瓜烩牡蛎

【原料】牡蛎200克、丝瓜300克，姜米、葱花、精盐、胡椒粉、湿淀粉、色拉油各适量

【做法】①牡蛎洗净后，用沸水烫一下即捞出；丝瓜刮掉粗皮洗净，切成滚刀片。

②净锅上火，放色拉油烧热，投姜米和葱花爆香，放入丝瓜片略炒，即掺适量清水，下入牡蛎，烧沸后调入精盐、胡椒粉，最后用湿淀粉勾薄芡，起锅装盘即成。

【功效】丝瓜碧绿，牡蛎鲜美，清淡爽口。此菜中的丝瓜味甘，性凉，有清热利肠、凉血解毒、活络通经等功效。牡蛎味甘、咸，性平，

具有滋阴补血、镇静解毒的功效。可治心神不宁、烦燥不安、火眼等疾,是夏季防暑之理想佳肴。

皮蛋牡蛎粥

【原料】皮蛋2个,鲜牡蛎肉100克,粳米100克,葱花、油、鱼露适量。

【做法】①将皮蛋除泥料及外壳,每个切成12等份,牡蛎肉洗净。
②把粳米淘洗干净,放入锅内加适量清水,煮成稀粥,再加入皮蛋、牡蛎肉、葱花、鱼露、油适量调味,再煮沸片刻,即可食用,每天2料,连用5天。

【功效】滋阴、降火、美容。适用于操劳、熬夜过度之阴虚燥热、神疲、面色无华者。

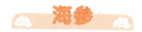

简介

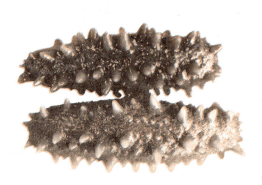

海参,属海参纲,是生活在海边至8000米的海洋软体动物,据今已有六亿多年的历史,海参以海底藻类和浮游生物为食。海参全身长满肉刺,广布于世界各海洋中。我国南海沿岸种类较多,约有二十余种海参可供食用,海参同人参、燕窝、鱼翅齐名,是世界八大珍品之一。海参不仅是珍贵的食品,也是名贵的药材。

营养成分

每 100 克海参中含能量 78 千卡、蛋白质 16.5 克、脂肪 0.2 克、碳水化合物 2.5 克、维生素 E 3.14 微克、维生素 PP 0.1 毫克、维生素 B_1 0.03 毫克、维生素 B_2 0.04 毫克、胆固醇 51 克、钾 43 毫克、钠 502.9 毫克、钙 285 毫克、镁 149 毫克、铁 13.2 毫克、锰 0.76 毫克、锌 0.63 毫克、铜 0.05 毫克、磷 28 毫克、硒 63.93 微克、叶酸 1.7 微克。

护肝功效

海参除含有人体所需的活性物质,特有的酸性黏多糖、海参皂苷外,还含有丰富的 18 种氨基酸,是典型的高蛋白、低脂肪、低胆固醇食物,具有提高免疫力、抗疲劳、生精活血、延缓衰老等作用,对肝病患者康复有重要的作用。海参的某种特殊成分能抗拒单纯性疱疹病毒(Hw)所引起的组织培养细胞的特异性病变,对恶性肝炎患者"三阳"乙转阴及恢复肝功能方面,比常规药物疗效还好。

食疗作用

(1) 抗衰老

由于海参有补肾滋阴、养颜乌发的作用,所以对抗衰老有较好的功效。

(2) 增强免疫力

海参含有硫酸软骨素,有助于人体生长发育,可以增强机体的免疫力。

(3) 增强活血功能

海参中矾的含量居各种食物之首,可以参与血液中铁的输送,增强造血功能。

食用宜忌

作为价格较贵的进补佳品,提倡大家还是注意选择野生海刺参作为滋补和赠送的首选,而不要盲目选择速成的圈养海参。

养肝美味推荐

海参烧木耳

【原料】水发海参200克,水发木耳50克,葱段、姜片、精盐、鸡汤、植物油各适量。

【做法】①水发海参洗净,切薄片。

②木耳洗净,去杂质及蒂根,切丝。

③炒锅置火上,加入植物油烧至六成热,下葱段、姜片爆香,加入海参、木耳、精盐炒匀,烹入鸡汤,用小火煮25分钟,收汁装盘即可。

【功效】海参有增强免疫力、抗癌、抗凝血的功效。海参中含有的DHA是维持人体正常免疫的必需营养物质。

双耳海参汤

【原料】海参100克,银耳50克,木耳30克,红枣10枚,姜片、香菜段、料酒、盐各适量。

【做法】①海参洗净,切块;木耳、银耳均浸泡,洗净,撕小片;红枣洗净。

②油锅烧热,放入姜片炒香,加入银耳、木耳,烹入料酒,倒适量清汤,放入海参、红枣,小火炖煮至熟,加盐调味,淋入香油,撒上香菜段即可。

【功效】双耳与海参炖汤,适用于产妇血虚津亏、大便燥结者。

不企丹参炖海参

【原料】乌不企15克,丹参9克,马鞭草30克,甘草6克,海参

100克，绍酒5毫升，姜5克，葱5克，盐5克。

【做法】把前4味中药洗净，放入炖杯内，加水150毫升，煎煮25分钟，去药渣，留药液待用。海参发透，顺切薄片，放入碗中，加入盐、绍酒，腌渍20分钟，姜拍松，葱切段待用。把海参同药液放入炖杯内，注入鸡汤300毫升，加入姜、葱、盐，置武火烧沸，再用文火炖煮1小时即成。每天1次，每次吃海参50克。

【功效】滋补肝肾，利水除湿。适合于肝硬化腹水患者服用。

葱爆海参

【原料】海参100克，姜，酱油各25克，白糖15克，熟猪油125克，大葱200克。

【做法】①海参切成宽片，煮透后控去水分，将猪油烧至六成熟时放入葱段，炸至金黄色时捞出，葱油备用。

②清汤加葱，姜，精盐，料酒，酱油，白糖，海参，烧开后微火煨2分钟，捞出控干。

③猪油加炸好的葱段，精盐，海参，清汤，白糖，料酒，酱油，糖色，烧开后移至微火煨2~3分钟，上旺火加味精用淀粉勾芡，用中火烧透收汁，淋入葱油，盛入盘中即可。

海参羊肉汤

【原料】海参50克，羊肉250克，生姜2片，葱5克，胡椒末0.5克，食盐3克。

【做法】①海参以40°温水泡软后，剪开参体，除去内脏，洗净，再用开水煮10分钟左右，取出后连同水倒入碗内，泡2~3小时。

②羊肉洗净，去血水，切成小块，加水适量（约50克），小火炖煮，煮至将熟，将海参切成小块放入同煮，再煮沸15分钟左右，加入

生姜末、葱段、胡椒末及精盐,即可。温食参肉,饮汤,或供餐用。

【功效】对虚损劳弱有补肾益精、养血润燥、滋阴健阳等作用。

泥鳅

简介

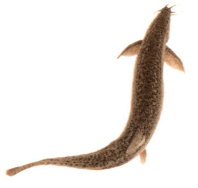

泥鳅鱼,体细长,前段略呈圆筒形。后部侧扁,腹部圆,头小。口小、下位,马蹄形。眼小,无眼下刺。须 5 对。鳞极其细小,圆形,埋于皮下。体背部及两侧灰黑色,全体有许多小的黑斑点,头部和各鳍上亦有许多黑色斑点,背鳍和尾鳍膜上的斑点排列成行,尾柄基部有一明显的黑斑。其他各鳍灰白色。泥鳅是营养价值很高的一种鱼,它和其它的鱼不相同,无论外表,体形,生活习性也不同,是一种特殊的鱼类。

营养成分

每 100 克泥鳅含能量 96 千卡、蛋白质 17.9 克、脂肪 2 克、碳水化合物 1.7 克、维生素 A 14 微克、维生素 E 0.79 微克、维生素 B_1 0.01 毫克、维生素 B_2 0.33 毫克、胆固醇 136 毫克、钾 282 毫克、钠 74.8 毫克、钙 299 毫克、镁 28 毫克、铁 2.9 毫克、锰 0.47 毫克、锌 2.76 毫克、铜 0.09 毫克、磷 302 毫克、硒 35.3 微克、维生素 PP 6.2 毫克。

护肝功效

患了肝病以后,肝细胞受到损害,发生坏死,从而导致肝功能受到损伤,泥鳅就是很好的一种提高血浆蛋白含量,减轻腹水的食疗佳品。

泥鳅尤其适合于急性黄疸型肝炎患者,可促进黄疸和氨基转移酶下降,并能消退黄疸。对肝炎及低蛋白血症之肝硬化腹水以及肝癌晚期的严重腹水都有一定的治疗作用。

食疗作用

(1) 延缓血管衰老

泥鳅中所含的不饱和脂肪酸,是一种可助人体抵抗血管衰老的重要物质。老年人特别是患有心脏血管疾病及高血压疾病的老年人,食之最宜。

(2) 滋补佳品

泥鳅可调中益气、壮阳祛湿、解毒保肝,对治疗肝炎、肾虚阳痿、疥疮、小儿盗汗、跌打损伤等均有辅助作用。

食用宜忌

黄疸、小儿营养不良和自汗、盗汗者特别适合食用。

泥鳅不宜与狗肉同食。

泥鳅性温补,而蟹性冷利,功能相反,故二者不宜同吃。

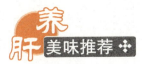

泥鳅炖豆腐

【原料】泥鳅500克,豆腐250克,精盐适量。

【做法】①泥鳅去鳃及内脏,洗净;豆腐切块。

②泥鳅入锅,加精盐、清水适量,置旺火上,炖至五成熟。

③加入豆腐，再炖至泥鳅熟烂即可。

【功效】食用此菜有补中益气、除湿退黄等作用，对于迁延性和慢性肝炎的肝功能也有较明显的改善作用。

黑豆泥鳅汤

【原料】北菇80克，黑豆80克，泥鳅500克，生姜2片，猪瘦肉120克，细盐少许。

【做法】①拣选活泥鳅，先用细盐搓擦泥鳅，再用热水焯洗，去掉表面的滑腻，剖开鱼肚，去掉肠脏和鱼头，用清水洗干净，烧热油锅，将泥鳅煎至微黄，取出，备用；北菇用清水浸透，去蒂，备用；黑豆放入锅内，不必加油，炒至豆衣裂开，取出，用清水洗干净，晾干水，备用；生姜用清水洗干净，刮去姜皮，切两片，备用。猪瘦肉用清水洗干净，晾干水，备用。

②将以上材料一起放瓦煲内，加入适量清水，选用猛火煲至水沸，然后改用中火继续煲，约3小时，加入少许细盐调味，即可以饮用。佐餐食用。

【功效】养肝健脾，滋阴解毒，利尿祛湿。适用于肝癌身体虚弱、精神不振、手足心热、口苦饮食不佳等病症。

泥鳅虾汤

【原料】泥鳅250克，虾25克。

【做法】将泥鳅去头及内脏洗净，虾去须、足及尾洗净，一同放入沙锅内，加少量精盐、姜片和适量清水。用旺火煮沸，再用小火炖煮，以鱼熟汤浓为度。饮汤食泥鳅和虾，当点心用。

【功效】适用于肾气虚所致的阳痿、早泄、腰膝酸软等。

第二章 饮食调理——吃出健康凸显美丽

沙锅泥鳅

【原料】泥鳅、千张、干红辣椒、花椒、姜蒜、香菜、酱油、醋、白糖、盐、味精、老干妈、豆瓣酱。

【做法】①泥鳅买回来，放滴了油的清水里养一天，让其吐净泥沙，用盐搓净泥鳅表面的粘液，用清水冲洗干净备用。

②热锅下油，油热后，加老干妈，豆瓣酱炒香。再放入红辣椒，花椒，姜蒜煸炒。

③锅里倒入适量清水，加酱油，醋，白糖烧开。

④把泥鳅倒入煮沸的锅里，马上盖上锅盖。用慢火煮约10分钟左右。

⑤再沿锅边下千张，再慢火约15分钟，煮至泥鳅肉易脱骨。

⑥沙锅放火上加热，倒入煮好的泥鳅和千张。加适量盐，味精调味。拌入香菜。

泡椒泥鳅

【原料】泥鳅，泡椒，野山椒，醪糟，姜蒜。

【做法】①泡椒、山椒、姜、蒜切末。

②锅内放油下原料①炒香。

③下泥鳅（清水养了两天去头腹，水里几滴油亦可放入盐水一天催吐清腹），煸炒片刻。

④倒一点泡山椒的水、料酒，放醪糟。

⑤烧四五分钟后放蒜末调味即可（不宜久烧，泥鳅易烂）。

⑥出锅时放蒜末。

水果

芒果

简介

芒果是一种原产印度的常绿乔木,叶革质,互生;性温,花小,黄色或淡红色,成顶生的圆锥花序,产枕果和劣质淡灰色木材。也作为有游戏名,和一些别称使用。芒果果实含有糖、蛋白质、粗纤维,芒果所含有的维生素 A 的前体胡萝卜素成分特别高,是所有水果中少见的。其次维生素 C 含量也不低。矿物质、蛋白质、脂肪、糖类等,也是其主要营养成分。芒果为著名热带水果之一,因其果肉细腻,风味独特,深受人们喜爱,所以素有"热带果王"之誉称。

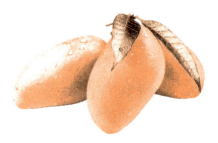

营养成分

每 100 克芒果食部中含水分 90.6 克,蛋白质 0.6 克,脂肪 0.2 克,碳水化合物 8.3 克,膳食纤维 1.3 克,胡萝卜素 897 微克,维生素 B_1 0.01 毫克,维生素 B_2 0.04 毫克,尼克酸 0.3 毫克,维生素 C 23 毫克,维生素 E 1.21 毫克,磷 11 毫克,铁 0.2 毫克,钾 1.38 毫克,钠 2.8 毫克,镁 14 毫克,锌 0.09 毫克,硒 1.44 微克,铜 0.06 毫克,锰 0.2 毫克。

护肝功效

芒果可以有效帮助肝硬化患者营养吸收，并且具有一定的抗癌功效。肝硬化患者食用对于癌变具有一定抵抗力的，所以肝硬化患者能吃芒果。

食疗作用

（1）抗菌消炎

芒果未成熟的果实及树皮、茎和叶均能抑制化脓球菌、大肠杆菌，可辅助治疗皮肤、消化道感染疾病。

（2）祛痰止咳

芒果中所含的芒果苷有祛痰止咳的功效，对咳嗽痰多、气喘等症有辅助治疗作用。

食用宜忌

一般人都可食用，每天1个（100克左右）。

芒果是少数富含蛋白质的水果，多吃易饱。

芒果不宜大量进食，否则皮肤会发黄，严重的会对肾脏产生损害。

食用芒果时，应避免食用大蒜等辛辣食物，以免皮肤发黄。

养肝美味推荐

芒果西兰花

【原料】大芒果1个，西兰花500克，豆腐8块，白草菇150克，胡萝卜、青豆、水发冬菇、橄榄仁各45克，盐、白糖、素上汤各适量。

【做法】①芒果剥皮去核，放入盐水中浸泡。每块豆腐一切四件。

橄榄仁用沸水浸泡后去皮，与豆腐块分别用花生油炸过。

②胡萝卜、冬菇、白草菇洗净，切粒，与青豆同加入盐、白糖略炒，加素上汤焖熟，备用。西兰花洗净，切成小件，放入加盐的沸水中烫熟，沥干，摆在碟边。芒果沥净，切小块。

③起油锅烧热，下豆腐略炒，加入第2步中焖熟的料炒匀，下橄榄仁和芒果，再炒两下即可。

木瓜芒果

【原料】木瓜半个，芒果1个。

【做法】分别将木瓜和芒果去皮去核。洗净，切成2厘米见方的小块；所有原料放入榨汁机中加半杯纯净水，榨汁即可。

【功效】芒果甘美多汁，香气诱人，有益胃止吐的效果。同时，木瓜具有平肝和胃、软化血管、抗衰养颜的作用。

杞芒蒸肉饼

【原料】芒果、瘦肉各100克，生姜、麻油各10克，枸杞、盐、味精各5克，胡椒粉、干生粉各适量。

【做法】①芒果去皮，起肉切丁。瘦肉剁成泥，生姜去皮切粒，枸杞泡洗干净。

②瘦肉放入碗中，调入盐、味精、姜粒、胡椒粉、干生粉，打至起胶，倒入碟内压成饼形，撒芒果丁、枸杞，入蒸笼旺火蒸8分钟，淋麻油即可。

西兰花芒果豆腐

【原料】大芒果1个，西兰花1斤，豆腐8块，白草菇150克，红萝卜、青豆、冬菇、榄仁各45克；盐、糖、素上汤适量。

【做法】①把芒果剥皮去核，放盐水中浸泡，不使变色，每块豆腐一切四件，榄仁用沸水浸后退皮，两者均用花生油炸过。

②红萝卜、冬菇、白草菇洗净切粒，与青豆同加调味料略炒，加水焖熟。

③西兰花洗净剖成小件，放盐油沸水中烫熟，沥干摆碟边待食，芒果切小块。

④把豆腐和红萝卜、冬菇等料炒匀，加入榄仁和芒果再炒两下即可上碟。

芒果鸡

【原料】鸡胸肉400克、小芒果2个、青椒1个、柠檬半个、香葱、蒜适量、白糖、鸡精、黄酒、生抽适量、白胡椒粉、盐少许。

【做法】①鸡胸肉切丁，加盐、白胡椒粉、黄酒腌制十几分钟。
②芒果切丁；青椒切三角块；柠檬切片、蒜切末、香葱切成葱花。
③锅中油烧至六成热，放入蒜末炒香，放入鸡丁翻炒至变色；
④放适量生抽和白糖翻炒均匀；
⑤放入青椒、柠檬翻炒约一分钟，放入芒果和香葱混合均匀即可。

苹果

简介

苹果，落叶乔木，叶子椭圆形，花白色带有红晕。果实圆形，味甜或略酸，是常见水果，具有丰富营养成分，有食疗、辅助治疗功能。苹果原产于欧洲、中亚、西亚和土耳其一带，于十九世纪传入中国。中国是世界最大的苹果生产国，在东北、华北、华东、西北和四川、云南等地均有栽培。

营养成分

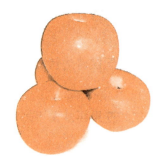

每 100 克苹果中含热能 188 千焦（45 千卡），蛋白质 0.7 克，脂肪 0.4 克，糖类 9.6 克，膳食纤维 2.1 克，胡萝卜素 60 微克，维生素 B_1 0.01 毫克，维生素 C 2 毫克，维生素 E 1.46 毫克，钾 115 毫克，钙 3 毫克，铁 0.7 毫克，钠 0.7 毫克，镁 5 毫克，铜 0.06 毫克，锰 0.05 毫克，磷 11 毫克，硒 0.98 微克。

护肝功效

苹果醒酒平肝，生津解毒，防铅中毒，防癌。苹果中所含的果胶还能促进胃肠道内铅、汞、锰及铍的排放，促进肝脏解毒功能。

食疗作用

（1）降压防脑卒中

苹果含有较多的钾，可与体内过剩的钠结合并排出体外，从而降低血压。同时，钾离子能有效保护血管，降低脑卒中的发生率。

（2）降糖

苹果含有丰富的铬，能提高糖尿病患者对胰岛素的敏感性；苹果酸可稳定血糖，预防老年糖尿病。

（3）美容护肤

苹果还是很好的美容水果，含有大量的微量元素，常吃有使皮肤细腻、润滑、红润的作用。

食用宜忌

孕妇每天吃 1~2 个苹果，就可以减轻孕期反应。

男性吃苹果的数量应多于女性，因为苹果有降胆固醇的作用。

苹果不宜多吃,多吃会伤脾胃。吃饭前后不宜立即吃苹果,以免影响正常的进食及消化。

由于苹果含果酸较多,对牙齿有较强的腐蚀作用,吃后最好及时漱口刷牙。

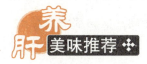

胡萝卜苹果汁

【原料】 苹果1个,胡萝卜1根。

【做法】 苹果、胡萝卜,洗净、去皮,均切成2厘米见方的小块,加半杯纯净水后,榨汁。

【功效】 用苹果和胡萝卜榨汁。苹果多酚与类胡萝卜素一起作用,有助于抑制细胞氧化,可增强抵抗力。

八宝苹果

【原料】 苹果8个,白糖100克,糯米30克,瓜子仁10克,湿淀粉、蜜枣、青梅、橘饼、桃仁、葡萄干和金糕各25克,糖桂花少许。

【做法】 ①将苹果洗净,去皮、挖空心,蒂切下作盖;糯米淘洗干净上笼蒸熟,取出待用;瓜子仁、桃仁、青梅、橘饼、蜜枣、金糕等切成小丁。

②将各种料材加白糖、葡萄干、糖桂花一起搅拌成馅,然后装入苹果内、盖上盖即成原状无皮苹果。

③将装好的苹果放在大盘内,入笼置火上蒸熟,取出放入大平盘内,在炒锅内加清水、白糖、糖桂花一起熬成浓汁,用湿淀粉勾芡,撒入金糕丁,浇在苹果上即成。

拔丝苹果

【原料】苹果350克,白糖150克,花生油750克,熟芝麻10克,鸡蛋1个,干淀粉150克。

【做法】将苹果洗净,去皮、心,切成3厘米见方的块,鸡蛋打碎在碗内,加干淀粉、清水调成蛋糊、放入苹果块挂糊;锅内放油烧至七成熟,下苹果块炸至苹果外皮脆硬,呈金黄色时,倒出沥油。原锅留油25克,加入白糖,用勺不断搅拌至糖溶化,糖色成浅黄色有粘起丝时,撒上芝麻,出锅装盘。

苹果百合牛腱汤

【原料】苹果1个、百合50克、陈皮1角、牛展肉300克、盐适量。

【做法】①将牛展肉切块,飞水(用沸水汆烫,洗去血沫)。

②苹果洗净切成大块,去核;百合干用水洗净泡发待用;陈皮洗净待用。

③沙锅中放入适量清水,将除盐以外所有食材放入锅中。

④大火煮开后,转小火煲3小时左右,食前用盐调味。

焦糖苹果

【原料】苹果1个、黄油1汤勺、红糖1汤勺、威士忌1汤勺、肉桂粉1/4茶勺、冰淇淋适量。

【做法】①苹果去核切片待用。

②取一半黄油,加上红糖,置于平底锅内,用中偏大火加热。

③红糖逐渐融化起泡,全部融化后,加入黄油,倒入苹果片和威士忌。

第二章 饮食调理——吃出健康凸显美丽

④煎到苹果片颜色变深后，将苹果片翻面。

⑤两面都变色后，熄火，撒入肉桂粉拌匀，即可出锅。

西瓜

简介

西瓜属葫芦科，原产于非洲。西瓜是一种双子叶开花植物，形状像藤蔓，叶子呈羽毛状。它所结出的果实是瓠果，为葫芦科瓜类所特有的一种肉质果，是由3个心皮具有侧膜胎座的下位子房发育而成的假果。西瓜主要的食用部分为发达的胎座。果实外皮光滑，呈绿色或黄色有花纹，果瓤多汁为红色或黄色（罕见白色）。

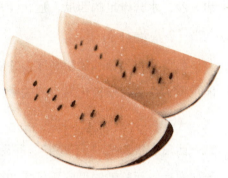

营养成分

西瓜含有水分93.3克，能量25千卡，蛋白质0.6克，脂肪0.1克，碳水化合物5.8克，膳食纤维0.3克，灰份0.2克，维生素A 75毫克，胡萝卜素450毫克，硫胺素0.02微克，核黄素0.03毫克，尼克酸0.2毫克，维生素C 6毫克，维生素E（T）0.1毫克，$a-E$ 0.06，$(\beta-\gamma)-E$ 0.01，$\delta-E$ 0.03，钙8毫克，磷9毫克，钾87毫克，钠3.2毫克，镁8毫克，铁0.3毫克，锌0.1毫克，硒0.17微克，铜0.05毫克，锰0.05毫克。

护肝功效

西瓜汁及皮中所含的无机盐类，有利尿作用；所含的苷，具有降压作用；所含的蛋白酶，可把不溶性蛋白质转化为可溶性蛋白质。因此对肝炎患者非常适合，是天然的肝炎食疗"良药"。

食疗作用

（1）除烦解署

西瓜味甘多汁，在急性热病、发烧、口渴汗多、烦躁时，吃一块又甜又沙、水分十足的西瓜，症状会马上改善。

（2）治疗肾炎

西瓜所含的糖和盐能利尿，并能有效改善肾脏炎症；所含的蛋白酶能把不溶性蛋白质转化为可溶的蛋白质，增加肾炎病人的营养。

（3）消炎护肤

西瓜皮被制成"西瓜霜"，可治口疮、口疳、牙疳、急性咽喉炎及一切喉症。而鲜嫩的瓜皮还可增加皮肤弹性，减少皱纹，增添光泽。

食用宜忌

西瓜是消暑良品，但是糖尿病患者和易胀气的人禁吃西瓜，西瓜和许多含糖量高的水果是在肠内而不是在胃里消化的。

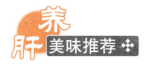

西瓜酪

【原料】带皮红瓤西瓜1000克，金糕15克，白糖100克，桂花少许，水淀粉2.5克，红色食色素水1滴。

【做法】①将炒锅内放入清水500克，加入白糖桂花上火化开烧沸后，撇去浮沫，滴入1滴红色水，用水淀粉勾成琉璃薄芡，倒入小盆内，晾凉后放入冰箱待用。

②将金糕切成小丁，西瓜去皮去籽，切成丁，食用时取出冰箱中的小盆，放入西瓜丁及金糕丁即成。

【功效】色泽美观、又凉又甜。西瓜，味甘、寒，是夏季最好的解暑水果之一。西瓜不但清热解暑、除烦止渴，而且还可以加工出各种各样的美味菜肴来。

柠汁翠衣

【原料】西瓜皮 350 克、柠檬 1 个、白糖、盐各适量。

【做法】①将瓜皮切下表皮部分。

②用刨皮器将瓜皮刨成薄片。

③加入少许盐，腌制 10 分钟后，倒掉腌出的汁。

④加入适量白糖，拌匀。

⑤挤入柠檬汁，用刨皮器刮入少许柠檬皮拌匀即可。

双皮粥

【原料】西瓜皮 300 克、虾皮 50 克、粳米 50 克、盐适量。

【做法】①西瓜皮去翠衣、红瓤，洗净，切成小丁。

②虾皮清洗干净，切碎备用。

③粳米淘洗后放入沙锅，加清水大火烧开，小火熬制。

④待米粒煮熟后加入虾皮煮 10 分钟。

⑤最后加入西瓜皮丁、盐再煮两分钟即可。

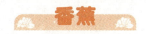

香蕉

【简介】

芭蕉科芭蕉属植物，又指其果实，热带地区广泛栽培食用。香蕉味

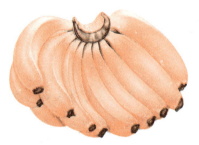

香、富于营养,终年可收获,在温带地区也很受重视。植株为大型草本,从根状茎发出,由叶鞘下部形成高3~6公尺(10~20尺)的假杆;叶长圆形至椭圆形,有的长达3~3.5公尺(10~11.5尺),宽65公分(26寸),10~20枚簇生茎顶。穗状花序大,由假杆顶端抽出,花多数,淡黄色;果序弯垂,结果10~20串,约50~150个。植株结果后枯死,由根状茎长出的吸根继续繁殖,每一根株可活多年。

营养成分

每100克香蕉中含热能380千焦(91千卡),蛋白质1.4克,脂肪0.2克,糖类20.8克,膳食纤维1.2克,胡萝卜素60微克,维生素B_1 0.02毫克,维生素B_2 0.04毫克,维生素C 8毫克,维生素E 0.24毫克,烟酸0.7毫克,钾256毫克,钙7毫克,铁0.4毫克,锌0.18毫克,钠0.8毫克,镁43毫克,铜0.14毫克,锰0.65毫克,磷28毫克,硒0.87微克。

护肝功效

维生素在肝病时贮存会降低,如不及时补充,就会引起体内缺乏。适量多吃香蕉等水果对肝病患者有益。

香蕉含有的泛酸等成分是人体的"开心激素",能减轻心理压力,解除忧郁,对肝郁患者有很好的食疗作用。

食疗作用

(1)降胆固醇

香蕉富含多种维生素,且含钠、胆固醇较低,常食能降低胆固醇,防治高血压和高脂血症。

（2）防治胃溃疡

香蕉中含有一种化学物质，能刺激胃黏膜的抵抗能力，增强对胃壁的保护，从而起到防治胃溃疡的作用。

（3）治皮肤瘙痒

香蕉皮中含有抑制真菌和细菌生长的焦皮素，对手癣、体癣等引起的皮肤瘙痒症有很好的疗效。

食用宜忌

一般人都可食用，尤其适合抑郁、心血管疾病、肥胖、便秘者。每天 1~2 根。

香蕉性寒，含钾多，患慢性肾炎、高血压、水肿症者尤应慎食，香蕉又含有较多的钠盐，肾功能不佳的人和高血压患者需要限制钠盐摄入量，所以一定要少吃或不吃。

香蕉与芋头不宜同食。

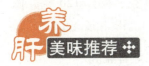

香蕉银耳汤

【原料】干银耳 20 克，香蕉 2 根，冰糖 10 克，枸杞子少许。

【做法】①干银耳浸泡 2 小时，洗净，撕成小朵。

②银耳放入碗中，以 1∶4 的比例和水，放入蒸锅内隔水加热 30 分钟后，取出备用。

③香蕉去皮，切片；将蒸好后的银耳、香蕉片、枸杞子一同放入锅中，加清水，用中火煮 10 分钟。出锅时加入冰糖即可。

【功效】香蕉富含色氨酸和维生素 B_6，具有安抚神经的效果，睡前喝这款汤，可起到镇静作用。

奶酥香蕉

【原料】香蕉1000克，白糖200克，面粉，牛奶和甜炼乳各50克，面包屑60克，鸡蛋2个，植物油700克（实耗约120克）。

【做法】①将香蕉剥去外皮，顺长对剖成两半，放入盆内，加入白糖拌匀，腌渍5小时后取出切成4厘米长的段；鸡蛋液放入碗内调散，与牛奶，面粉调成全蛋牛奶糊。将香蕉段入盆内滚满蛋糊，再沾满面包屑。

②锅置旺火上，放入植物油烧至五六成热，投入滚满面包屑的香蕉段炸至金黄色捞出，摆成一定的形状，带上甜炼乳上桌即可。

【功效】外酥内软，甜香爽口，滋阴清热，营养丰富。

香蕉蒸糕

【原料】粘米粉120克、生粉30克、白糖60克、椰奶120克、椰蓉100克、香蕉4只、盐1小匙、柠檬1/2只。

【做法】①柠檬取汁，香蕉去皮，加柠檬汁捣烂香蕉。

②粉类过筛，倒入椰奶搅拌，倒入香蕉泥，白糖、盐和椰蓉，全部搅拌均匀。

③模具周边涂薄油，底部铺油纸，倒入香蕉米糊。

④大火转中火，蒸30分钟。

⑤凉后切片食用。

拔丝香蕉

【原料】香蕉3根、蛋2个、面粉1碗、砂糖6匙、纯麦芽1匙、沙拉油6碗、黑芝麻2匙。

【做法】①香蕉去皮，切成滚刀块；蛋打匀，与面粉拌合。

②砂糖、清水、纯麦芽在锅中煮，待砂糖溶化，用小火慢慢熬黄。

③糖快好时，另锅将沙拉油烧热，香蕉块沾里面糊投入油中，炸至金黄色时捞出，倒出糖汁中拌匀；稍撒黑芝麻。

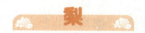

梨

简介

梨为蔷薇科植物白梨、沙梨、秋子梨、西洋梨等的果实，我国是梨属植物中心发源地之一，亚洲梨属的梨大都源于亚洲东部，日本和朝鲜也是亚洲梨的原始产地。我国国内栽培有白梨、砂梨、秋子梨等。多分布在华北、东北、西北及长江流域各省。8～9月间果实成熟时采收，鲜用或切片晒干。主要品种有秋子梨、白梨、沙梨、洋梨四种。梨即"百果之宗"。因其鲜嫩多汁，酸甜适口，所以又有"天然矿泉水"之称。

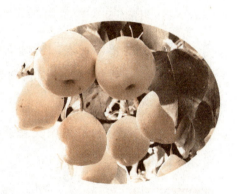

营养成分

每100克梨中含热能184千焦（44千卡），蛋白质0.4克，脂肪0.2克，糖类10.2克，膳食纤维3.1克，胡萝卜素42微克，维生素B_1 0.03毫克，维生素B_2 0.06毫克，维生素C 6毫克，维生素E 1.34毫克，烟酸0.3毫克，钾92毫克，钙9毫克，铁0.5毫克，锌0.46毫克，钠2.1毫克，镁8毫克，铜0.62毫克，锰0.07毫克，磷14毫克，硒1.14微克。

护肝功效

梨性寒、味甘,对肺热咳嗽、尿黄便秘、心烦气喘、黄疸肝痛等多有裨益。梨中富含消化酶,能促进食欲,帮助消化,并有利尿通便和解热作用,可用于高热时补充水分和营养。而且这种有效成分具有很好的保护肝脏的作用。

鳄梨的护肝效果在同类中更胜一筹,鳄梨中的特有成分能杀伤肝脏病毒,更能促进肝脏修复能力的提高,保护肝脏。

食疗作用

(1) 缓秋燥

秋季气候干燥时,人们常感到皮肤瘙痒、口鼻干燥,有时干咳少痰,此时吃梨可缓解秋燥,有益健康。

(2) 预防骨质疏松

梨所含的硼可以预防妇女骨质疏松症,硼充足时,记忆力、注意力、心智敏锐度均会提高。

食用宜忌

一般人都可食用。肝炎肝硬化患者,肾功能不佳者尤其适合。

脾胃虚寒者,发热者不宜吃生梨,可把梨切块煮水食用。

梨性寒,不宜多食,否则会引起血糖升高,加重胰腺负担。

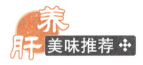

鲜奶炖木瓜雪梨

【原料】鲜牛奶500毫升,木瓜200克,雪梨250克,蜂蜜适量。

【做法】①雪梨洗净，去皮，去核，切块；木瓜洗净，去瓢，切块。

②梨块、木瓜块放入炖盅内。加入鲜牛奶、清水，先用大火烧开，改用小火炖至雪梨、木瓜软烂时，放入蜂蜜调匀即可。

【功效】鲜奶和木瓜同食具有双重美白的效果，配以润心的雪梨，清香爽口。

川贝雪梨炖猪肺

【原料】雪梨2个，川贝母15克，猪肺40克。

【做法】①将雪梨削皮、去核、切成小块。

②猪肺洗净，挤去泡沫，切成小块，和川贝母一并放入沙锅内，加适量清水和冰糖，先用武火煮沸，再用文火炖煮3小时左右，吃雪梨，猪肺、饮汤。

【功效】适用于肺阴亏虚所致的干咳无痰或痰少而粘以及咯血、潮热颧红等。

雪梨蛋奶羹

【原料】鸭梨1个、鸡蛋1个、鲜奶半杯、冰糖适量。

【做法】①将鸭梨去皮去核，切成小薄片。

②将牛奶倒入锅中，放入梨片和冰糖，用小火煮至冰糖溶化、梨片变软，晾凉备用。

③鸡蛋打散，加入到熬好的牛奶中。

④盛入盘中，去掉表面浮沫，用保鲜膜覆盖入蒸锅大火蒸15分钟左右。

⑤取出去掉保鲜膜即可。

香梨木瓜茶

【原料】木瓜半只、梨1只、蜂蜜200克、水120克。

【做法】①将木瓜洗净去皮子,切块后放入搅拌机搅成泥状。

②将梨去皮去核,切成细丝,浸入凉水待用。

③取不锈钢锅,放入木瓜泥、控干水的梨丝、水,大火烧开后转中火将其烧至粘稠。

④离火放晾后,加入蜂蜜充分拌匀即可。

大枣

简介

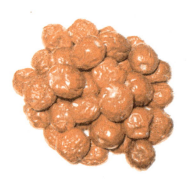

大枣又名红枣、干枣、枣子,起源于中国,在中国已有八千多年的种植历史,自古以来就被列为"五果"(桃、李、梅、杏、枣)之一。红枣富含蛋白质、脂肪、糖类、胡萝卜素、B族维生素、维生素C、维生素P以及钙、磷、铁和环磷酸腺苷等营养成分。其中维生素C的含量在果品中名列前茅,有维生素王之美称。

营养成分

每100克大枣中含热能510千焦(122千卡),蛋白质1.1克,脂肪0.3克,糖类28.6克,膳食纤维1.9克,胡萝卜素240微克,维生素B_1 0.06毫克,维生素B_2 0.09毫克,维生素C 243毫克,维生素E 0.78毫克,烟酸0.9毫克,钾375毫克,钙22毫克,铁1.2毫克,锌

1.52毫克,钠1.2毫克,镁25毫克,铜0.06毫克,锰0.32毫克,磷23毫克,硒0.8微克。

护肝功效

大枣中的果糖、葡萄糖、低聚糖、酸性多糖参与保肝护肝。大枣可使四氯化碳性肝损伤的家兔血清总蛋白与白蛋白明显增加。同时,大枣能提高体内单核细胞的吞噬功能,有保护肝脏、增强体力的作用;大枣中的维生素C及环腺苷酸等,能减轻化学药物对肝脏的损害,并有促进蛋白质合成,增加血清总蛋白含量的作用。

食疗作用

(1) 预防高血压

红枣中所含的皂类物质,可降低血糖和胆固醇含量;所含芦丁有保护毛细血管通畅、防止血管壁脆性增加的功能,能预防高血压。

(2) 防贫血

红枣中富含钙和铁,对贫血和骨质疏松患者均有十分理想的食疗作用,其效果通常是药物不能比拟的。

食用宜忌

红枣虽好,但吃多了会胀气,因此应注意控制食量。湿热重、舌苔黄的人不宜食用。因大枣助湿生热、令人中满,故湿盛脘腹胀满者不宜服用。

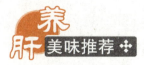

金橘红枣茶

【原料】金橘30克,红枣10粒,五味子9克,冰糖1小匙。

【做法】①将五味子放入锅中，加水煮滚后，转小火熬煮成药汁。

②在药汁中，加入金橘、红枣煮滚后，转小火炖至软烂。

③最后加入冰糖，调味拌匀即可。

【功效】清肝解毒功效。金橘有解毒、健胃的作用，红枣能补气养血，两者搭配可养肝、补肾的五味子，可强化免疫系统功能，对于肝脏解毒，也有很大的功效。

红枣花生粥

【原料】花生仁15克，红枣6枚，大米100克。

【做法】①花生仁洗净，备用；红枣洗净去核，备用。

②大米洗净，用清水浸泡30分钟。

③将大米、红枣、花生仁放入锅中，加清水煮沸，转小火煮至粥熟即可。

【功效】此粥对健脑与强身都起着很好的作用。

银耳红枣汤

【原料】银耳100克，红枣5粒，冰糖适量。

【做法】①银耳在冷水中浸泡约六小时以上，将银耳尾端蒂摘去摘好的银耳放入水中，小火炖四小时。

②红枣洗好，放入银耳汤中，加适量冰糖中火煮滚3~5分钟冰糖化了即熄火。

【功效】红枣补血可使脸色红润，又因含丰富类似雌激素的天然女性荷尔蒙，对女人滋养子宫、丰胸都有效。银耳富含胶质，能促进黏多醣形成，不但丰胸也能使肌肉结实骨骼强壮。其中丰富的纤维质还能通肠清宿便，预防便秘。

第二章 饮食调理——吃出健康凸显美丽

花生红枣汤

【原料】花生米 100 克,干红枣 50 克,红糖适量。

【做法】①花生米用温水泡半小时,取皮。

②干红枣洗净后温水泡发,与花生米皮同放铝锅内,倒入泡花生米水,加清水适量,小火煎半小时,捞出花生衣,加适量红糖即成。

【功效】花生和红枣都有很好的美胸作用,而且还养血补血,特别适合长期节食减肥或贫血的女性饮用。

红枣鸡蛋茶

【原料】红枣 60 克,鸡蛋 1 个。

【做法】①将锅放入清水,加入红枣煮成浓汁。

②打入鸡蛋后即可饮用。

【功效】红枣与高蛋白的鸡蛋结合,是民间广泛用于产后补养气血的食疗方。搭配合理,营养丰富,不仅能丰胸,还有美容的功效。

橘子

【简介】

为芸香科植物福橘或朱橘等多种橘类的成熟果实。橘子常与柑子一起被统称为柑橘,颜色鲜艳,酸甜可口,是人们生活中最常见的水果之一。橘子原产地中国,主要产自长江中下游和长江以南地区。数千年的栽培历史肯定不能说清楚具体位置。经阿拉伯人传遍欧亚大陆,橘

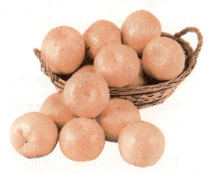

子至今在荷兰和德国都还被称为"中国苹果"。中国是柑橘的重要原产地之一，柑橘资源丰富，优良品种繁多，有4000多年的栽培历史。

营养成分

每100克橘子中含热能213千焦（51千卡），蛋白质0.7克，脂肪0.2克，糖类11.5克，膳食纤维0.4克，胡萝卜素888微克，维生素B_1 0.08毫克，维生素B_2 0.04毫克，维生素C 28毫克，维生素E 0.92毫克，烟酸0.4毫克，钾154毫克，钙35毫克，铁0.2毫克，锌0.08毫克，钠1.4毫克，镁11毫克，铜0.04毫克，锰0.14毫克，磷18毫克，硒0.3微克。

护肝功效

橘子含水量高、营养丰富，含大量维生素C、枸橼酸及葡萄糖等10余种营养物质。食用得当，能补益机体，特别对患有慢性肝炎和高血压患者，多吃蜜橘可以提高肝脏解毒作用，加速胆固醇转化，防止动脉硬化。

常喝橘子汁能显著减少慢性病毒性肝炎发展成肝癌的风险。

食疗作用

（1）降血压，保护管血

柑橘所含的橘皮苷能加强毛细血管的韧性，具有降血压、扩张心脏冠状动脉的功效；橘络中的芦丁，能保护血管，预防毛细血管渗血。

（2）抑制癌细胞

鲜橘汁中有一种叫"诺米灵"的物质，能使致癌化学物质分解，抑制和阻断癌细胞的生长，保护人体健康。

（3）美白肌肤

柑橘富含维生素C，可美白肌肤，而所含蛋白质有紧肤作用，可让肌肤净白有活力，还能收敛毛孔，去除角质。

第二章 饮食调理——吃出健康凸显美丽

食用宜忌

老年人要少吃橘子，特别是胃肠、肾、肺功能虚寒的老年人不可多吃，以免诱发腹痛、腰膝酸软等症状。有些孩子多吃橘子会上火，出现舌炎，咽喉炎等，因此儿童不要多吃橘子。

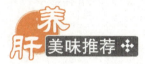

橘饼银耳羹

【原料】橘饼2个，银耳10～15克，冰糖少许。

【做法】①先将鲜橘用白糖渍制后，压成饼状，烘干备用；取银耳用水发开、洗净。

②将橘饼、银耳放置锅内，加清水，先用武火烧开后，改用文火炖煮3～5小时，银耳烂酥汁稠，加白糖适量即可。

【功效】有润肺止咳、补虚化痰的功效，适宜肺燥干咳、虚劳咳嗽患者食用。

橘子拌蔬菜

【原料】橘子50克，圆白菜20克，绿豆芽20克，裙带菜（干）10克，香油3克，酱油1克。

【做法】①将橘子罐头汤汁倒掉，沥干。

②将圆白菜切成细丝，豆芽菜去根须，裙带菜切碎，全部材料用热水烫过，以滤网沥干水分。将橘子、圆白菜、豆芽菜、裙带菜放入料理盆中，搅拌均匀，可以芝麻油和酱油调味即可。

柑橘果冻

【原料】吉利丁片8公克，茂谷柑2个，橙汁适量，细砂糖40公克，香橙酒 1200 毫升。

【做法】①吉利丁片泡入适量冰水中，软化备用。

②自茂谷柑蒂头端约 1/5 处切下，用汤匙挖出果肉，以无果肉的茂谷柑作为盛装之器皿与盖子备用。

③将做法②中挖出的果肉去除纤维后保留一部份，另一部份取汁液备用。

④做法③中所沥出的茂谷柑汁加入适量橙汁混合调匀成共 300cc。

⑤锅中加入做法④细砂糖，加热拌煮至糖完全溶解，并将做法①完全沥干水份后放入拌匀后，再倒入香橙酒拌匀，隔冰水待稍冷却。

⑥将果肉加入挖空的茂谷柑中，再倒入做法⑤后，放上蒂头端盖子，移置冰箱凝固冰镇即可。

柑橘烤鳟鱼

【原料】柠檬 1 个，切薄片，莱姆（青柠）1 个，切薄片，小红洋葱 1 个，切片，剁碎的新鲜欧芹 4 汤匙，橙汁 125 毫升，橄榄油 2 茶匙，大蒜 2 瓣，剁成末，干芥末 1/4 茶匙，迷迭香干 1/4 茶匙，弄碎，现磨的黑胡椒粉适量，鳟鱼 4 条，每条约 225 克，洗净，植物油适量。

【做法】①把柠檬、莱姆和洋葱片放入浅盘中，加入欧芹、橙汁、橄榄油、大蒜、芥末、迷迭香和胡椒粉，搅拌均匀。

②将鱼放在浅盘中翻动，使表面沾满混合物。盖好后放入冰箱。约腌 1 小时。

③炭烤炉预热至高温。烤架用铝箔包起来，然后在铝箔上打孔，喷上植物油。（油不要喷到热的烤架上。）

④用鱼铲把鱼移到包有铝箔的烤架上。把腌汁过滤到小炖锅中，保留柠檬、莱姆和洋葱片备用。用小火加热腌汁。

⑤鱼离热源约 13 厘米，烤炙 6~8 分钟，期间不时给鱼刷些腌汁。

第二章 饮食调理——吃出健康凸显美丽

⑥轻轻把鱼翻转,刷上腌汁。把柠檬、莱姆和洋葱片均匀地放在鱼上,然后再烤炙6~8分钟。趁热上桌。

猕猴桃

简介

猕猴桃是中华猕猴桃栽培种水果的称谓。也称猕猴梨、藤梨、羊桃、阳桃、木子与毛木果等,原产于中国湖北宜昌市夷陵区雾渡河镇。一般是椭圆形的。深褐色并带毛的表皮一般不食用,而其内则是呈亮绿色的果肉和一排黑色的种子。猕猴桃的质地柔软,味道有时被描述

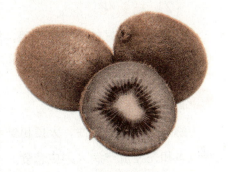

为草莓、香蕉、凤梨三者的混合。因猕猴喜食,故名猕猴桃;亦有说法是因为果皮覆毛,貌似猕猴而得名。

营养成分

猕猴桃含有维生素B、多种氨基酸、肌醇、蛋白酶、拮抗酶、碳水化合物,以及钙、镁、钾等矿物质及良好的可溶性膳食纤维。特别是维生素C,每100克果肉含量100~421毫克,比柑橘高6~8倍,比苹果高79~83倍,比梨高32~139倍。

护肝功效

猕猴桃含有维生素C、维生素E、维生素K等多种维生素,其中维生素C含量非常丰富。维生素C作为一种抗氧化剂,能有效抑制硝化反应的发生,对肝脏有保护的功效。

乙型肝炎和丙型肝炎有慢性化倾向,并有可能发展成肝硬化和肝癌,因而对这类患者来说,适当地食用猕猴桃是颇有裨益的。

食疗作用

(1) 帮助消化

猕猴桃中有良好的膳食纤维,不仅能降低胆固醇、促进心脏健康,还可以帮助消化、防止便秘。

(2) 抗氧化

猕猴桃有很好的抗氧化作用,能有效抑制烧烤食物在体内转化为致癌物质。吃烧烤食物之后,不妨吃个猕猴桃。

食用宜忌

猕猴桃有滑泄之性,大便秘结者可多食之,而脾胃虚寒、尿频、月经过多和先兆流产病人则应忌食。

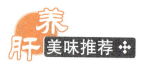

双果拌带子

【原料】鲜带子400克,猕猴桃、黄桃各适量。

【做法】鲜带子切丁,上浆,滑油,猕猴桃、黄桃切丁;原料下锅,加调料滑出锅。

西米猕猴桃

【原料】西米50克,猕猴桃50克,白砂糖80克。

【做法】鲜猕猴桃冲洗干净,去皮取瓤,西米淘洗干净,用冷水浸泡归软后捞出,沥干水分,取锅加入约500毫升冷水,放入西米,先用旺火烧沸,再改用小火煮半小时,加入猕猴桃,再继续煮15分钟,加入白糖调味,即可盛起食用。

冰糖猕猴桃

【原料】猕猴桃(去皮核)250克,冰糖适量。

【做法】将猕猴桃洗净,去皮核,切成小块,置于碗中,放入冰糖,上笼蒸至桃肉熟烂,取出即可食用。

【功效】此食具有生津养阴,降压降脂的功效,适用于高血压,高血脂,冠心病,咽喉疼痛,心烦口渴等病症。常人食之,能滋润肌肤,乌发养颜。

猕猴桃银耳羹

【原料】猕猴桃100克,水发银耳50克,白糖适量。

【做法】将猕猴桃洗净,去皮、核切片;水发银耳去杂,洗净撕片,放锅内,加水适量,煮至银耳熟,加入猕猴桃片、白糖,煮沸出锅。

【功效】此羹具有润肺生津,滋阴养胃的功效。适用于烦热,消渴,食欲不振,消化不良,肺热咳嗽,痔疮等病症。健康人食之能提高抗病能力,预防癌症,泽肤健美,延年益寿。

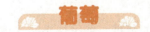

简介

葡萄属落叶藤本植物,掌叶状,3~5缺裂,复总状花序,通常呈圆锥形,浆果多为圆形或椭圆,色泽随品种而异。人类在很早以前就开始栽培这种果树,几乎占全世界水果产量的四分之一;其营养价值很高，可制成葡萄汁、葡萄干和葡萄酒。粒大、皮厚、汁少、优质、皮肉难分离、耐贮运的欧亚种葡萄又称为提子。

营养成分

葡萄的含糖量达 8%～10%，它还含有多种维生素 A、维生素 B、维生素 B_2、维生素 B_{12}、维生素 C、维生素 E 等）、多种具有生理功能的物质（糖类、蛋白质、脂肪、维生素、胡萝卜素、硫胺素、核黄素、食品纤维素、卵磷脂、烟碱酸、苹果酸、柠檬酸、尼克酸），以及多种无机成分（钙、磷、铁、钾、钠、镁、锰），葡萄包含的矿物质和钾相当丰富。

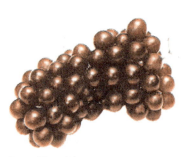

护肝功效

现代医学则证明，葡萄中所含的多酚类物质是天然的自由基清除剂，具有很强的抗氧化活性，可以有效地调整肝脏细胞的功能，抵御或减少自由基对它们的伤害。

葡萄中含有丰富的葡萄糖及多种维生素，对保护肝脏、减轻腹水和下肢浮肿的效果非常明显，还能提高血浆白蛋白，降低氨基转移酶。

食疗作用

(1) 快速补充糖分

葡萄中的糖主要是葡萄糖，能很快地被人体吸收。当人体出现低血糖时，若及时饮用葡萄汁，可很快使症状缓解。

(2) 预防心脑血管疾病

葡萄能比阿司匹林更好地阻止血栓形成，并且能降低人体血清胆固醇水平、血小板的凝聚力，对预防心脑血管病有一定作用。

食用宜忌

葡萄营养丰富，糖多性温，多食会引起内热、便秘或腹泻、烦闷不安等症状。由于葡萄的含糖量很高，所以糖尿病人应忌食葡萄。

吃葡萄后不能立刻喝水，否则很容易发生腹泻。食用葡萄后应间隔4小时再吃水产品为宜，以免葡萄中的鞣酸与水产品中的钙质形成难以吸收的物质，影响健康。

服用安体舒通、氨苯蝶啶和补钾时，不宜同食葡萄干和其他含钾量高的食物，否则易引起高血钾症，出现胃肠痉挛、腹胀、腹泻及心律失常等。

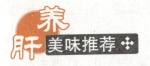

葡萄猕猴桃汁

【原料】葡萄10粒，猕猴桃1个。

【做法】葡萄洗净；猕猴桃洗净，去皮切成2厘米见方的小块；所有原料放入榨汁机中加半杯纯净水搅拌即可。

【功效】这款果汁能充分补充维生素C，可以预防牙龈变得脆弱和出血。还含有氟，适量的氟可以促进牙齿和骨骼的形成及钙、磷的代谢，增强牙齿对细菌酸性腐蚀的抵抗力。

蛋白葡萄汁

【原料】鲜葡萄50克，白糖50克，鸡蛋1个，凉开水500毫升。

【做法】①将葡萄去蒂洗净，放入消毒后的纱布袋中，挤压榨汁。鸡蛋磕开去黄，将蛋白倒进碗内，加入20克白糖，用筷子搅打至泡沫状。

②另将 30 克白糖放进锅中，用凉开水调溶，然后至葡萄汁混合均匀。将打好的泡沫状蛋白加入到混合均匀的葡萄汁上面即可。

【功效】色泽明快，香味宜人，营养丰富，搭配科学合理，适用于儿童，孕妇和贫血患者。

南瓜葡萄干沙拉

【原料】南瓜 400 克（净重）、沙拉酱 1 大匙、葡萄干 30 克、黄瓜 1 小段、红椒半只、盐 1/4 小匙。

【做法】①将南瓜去皮，去籽切大块。

②放入蒸锅蒸软（约 20 分钟），盘子最好加盖，防止水份聚在盘中。

③将葡萄干用热水泡软后沥干待用，黄瓜切薄片待用，红椒去籽去筋切丁待用。

④将蒸好的南瓜按成泥，晾凉，加入沙拉酱和盐拌匀。

⑤加入葡萄干、黄瓜片和红椒丁拌匀，装盘即可。

葡萄干椰蓉球

【原料】黄油 100 克，低筋面粉 160 克，盐 1 克，糖、蛋黄 50 克，椰蓉 30 克，葡萄干 80 克。

【做法】①将葡萄干放入碗中倒入没过葡萄干的热水量浸泡片刻。

②直到葡萄干舒展开并变软后沥去水分，彻底挤干。

③黄油放入干净的大盘中软化后分次加入糖粉低速打匀分 3~4 次加入蛋黄液，每次彻底加匀后再加下次。

④直至打到黄油蛋液糊体积变大略膨发。

⑤加入过筛的椰蓉和低筋面粉及盐用橡皮刮刀快速拌匀后将葡萄干放入。

第二章 饮食调理——吃出健康凸显美丽

第四节
亦食亦药的养肝药膳

酒精性肝病可选用的食疗药膳方

(1) 酒精性肝病降酶方，主治肝胆有湿热

田基黄蛋汤

【原料】鲜田基黄120克，鸡蛋1~2个。

【做法】用新鲜田基黄，鸡蛋加水煮至鸡蛋熟后，取蛋剥壳，再煮沸后吃蛋饮汤。要求酒精性肝病患者首先戒酒，随后每日1次吃蛋饮汤，连食20天。

【功效】可益阴护肝，清热降酶。

茵陈橘皮饮

【原料】茵陈50克，橘皮20克，蜂蜜适量。

【做法】取茵陈，橘皮洗净加水煮30分钟后去渣取汁，加蜂蜜调味，1日分2次服用。

【功效】适用于脂肪性肝炎转氨酶轻度升高者。

(2) 酒精性肝病退黄方,主治湿热黄疸

茵陈栀枝鸡蛋煎

【原料】茵陈30~60克,栀枝15克,生大黄9克,鸡蛋2只。

【做法】用茵陈,栀枝,生大黄,鸡蛋,加水同煮,蛋熟取出,去壳后再煮10分钟,饮汤吃蛋,每日1次连食15天,主治酒精性肝炎、急性黄疸症。

【功效】起利胆退黄之效。

大蒜西瓜饮

【原料】西瓜1个,大蒜2头。

【做法】对黄疸尿少便结的酒精性肝病患者可开瓤生吃西瓜和大蒜。对脾胃虚寒型酒精性肝病患者可切去帽状瓜皮,去掉部分瓤后,将2头大蒜放入瓜内盖上帽状瓜皮,上锅蒸10分钟,趁热吃瓤和大蒜。

【功效】起利湿退黄之效。

田基黄茭白荸荠饮

【原料】田基黄40克,荸荠100克,茭白50克。

【做法】取田基黄,荸荠,茭白水煎后饮汤。

【功效】可清热利湿消退黄疸。

(3) 酒精性肝病消除腹胀方

常可用含纤维素多的蔬菜,促进胃肠蠕动,达到通便消腹胀的作用。也可用麦芽助消化,萝卜行气消胀,用山楂降逆顺气而消腹胀。有腹胀的患者避免空腹大口饮牛奶,对豆类、芋艿、土豆等产气食物暂时不吃。可用下面二方:

焦三仙茶

【原料】焦山楂、焦神曲、焦麦芽各15克。

【做法】取焦山楂、焦神曲、焦麦芽入杯后用沸水泡或加水煎汁液，代茶饮用。

莱菔子砂仁陈皮饮

【原料】莱菔子20克纱布包，陈皮15克，砂仁3克。

【做法】取莱菔子纱布包，陈皮，砂仁加水煎后去渣取汁，分2次饮用，可消食宽胀。

（4）酒精性肝病失眠的食疗方

有酒精性肝病失眠的患者，宜食清淡易消化食物，晚餐不宜过饱。各种新鲜蔬果、奶、蛋、鱼、瘦肉汤等可经常食用。中医认为，牛奶、金针菜、大枣、百合、莲子、桂圆、核桃、白木耳、枸杞子、小麦胚芽均有补心安神，助眠之效。可在每天调配食用。合理安排好生活和工作，消除思想负担和精神因素对睡眠的影响。

玉杞灯芯粥

【原料】枣仁、玉竹各20克，枸杞子15克，灯心草6克，糯米100克。

【做法】先将枣仁、玉竹、枸杞、灯心草加水煎汁，去渣取汁后与糯米煮成粥，入冰糖适量即可服用。

【功效】适用于酒精性肝病有阴虚火旺者，此方可养阴清火，安神镇静。

酒精性肝病出现脾大的食疗药膳

酒精性肝病出现脾大常提示正在向肝硬化发展，如伴有牙龈出血、皮下出血，白细胞减少症或血小板减少症，则说明已有脾功能亢进；临床上常会出现门脉高压、门静脉增宽等表现，这样的患者，免疫力下降，还可见内分泌紊乱，性功能减退，肝长蜘蛛痣，情绪易激动、易烦躁发怒；如不控制则可出现腹水、上消化道出血，甚至肝脑综合征，即肝昏迷。中医辨证常可分为：肝郁脾虚，肝脾血淤，湿热蕴结，肝肾阴虚，脾肾阳虚等症常可选用有行气活血，行痰化水，软坚化结，扶正补虚，以及抗肝纤维化的食物和中医药膳，饮食中可多采用鳖、鳝鱼、桃仁、丹参、黄芪、冬虫夏草、女贞子、奶、蛋、飞禽，水产之品。

三豆饭加鸽肉汤

【原料】赤小豆、白扁豆、黑大豆各20克，肉鸽两只，料酒、生姜、葱白各适量，枸杞子10克，黄花10克。

【做法】①洗净煮沸煮烂后加入粳米共煮成豆饭当主食食用。

②取肉鸽两只洗净切块加料酒、生姜、葱白、枸杞子，黄花，精盐少许加水，隔水清蒸后，吃饭、吃鸽肉、饮汤。

【功效】此方补肝肾、益精气、健脾去风、利水消肿，对肝病特别是脾大者非常有益，可经常食用。

以肝养肝方

【原料】猪肝、鹅肝或鸡肝、鸭肝、羊肝各100~150克，合欢花10克。

【做法】每次用一种肝加鸡骨草或合欢花（干品）清蒸或烧汤，吃前加作料。

【功效】对肝郁脾虚型有清热解毒、疏肝散淤、滋阴润燥之功。但对胆固醇偏高者慎用。一定要注意肝的质量，瘦肉精饲养的猪的肝脏不宜食用。

田鸡灵芪丹归汤

【原料】田鸡250克,灵芝9克,黄芪10克,丹参10克,当归9克。

【做法】田鸡去皮去内脏洗净加水后同灵芝、黄芪、丹参,当归一起炖煮,待田鸡焖熟时加调料,饮汤吃田鸡。

【功效】对酒精性肝病、脾大者起活血祛淤,健脾补虚之功。

当归菊花鸭

【原料】当归9克,菊花6克,鸭肉300克,葱、姜、盐各适量。

【做法】鸭肉切块,与当归、菊花同入蒸笼,蒸熟服食。

【功效】对酒精性肝硬化、脾大者有滋阴养胃、清热解毒、活血化淤的作用,但有脾虚腹泻、肝火偏旺者慎用。

首乌香芎乌鸡

【原料】首乌20克,香附5克,川芎5克,乌鸡1只。

【做法】取首乌、香附、川芎纱布包后放入去毛取脏洗净的乌鸡腹中同煮,待鸡熟后,取出纱布包,加调料后食肉饮汤。

【功效】此方养血滋阴、益气通络、行气散淤。

赤豆女贞鲤鱼花

【原料】赤小豆100克,女贞子20克,玫瑰花15克,鲤鱼1条。

【做法】取赤小豆,女贞子,煮烂成豆泥,与去鳞去内脏的鲜鲤鱼加调料,装盆,面上用玫瑰花撒开,隔水炖熟,吃鱼肉饮汤。

【功效】可和中益肝、健脾利水、散血消肿,对肝郁脾虚型酒精性肝病起补五脏、去瘀血作用。

蘑菇瘦肉萝卜汤

【原料】猪瘦肉300克,蘑菇10个,白萝卜200克。

【做法】将蘑菇,猪瘦肉洗净切片与洗净切片的白萝卜一起炖汤,每日1剂,加调料后吃菜饮汤。

【功效】有补肝清热、宽中下气作用,对肝郁脾虚的酒精性肝脾大者有效。

肝硬化并发血小板减少的食疗药膳

清蒸莲藕

【原料】藕500克,花生100克,芝麻50克,冰糖适量。

【做法】鲜藕洗净,将连皮花生捣碎,与芝麻、冰糖合并纳入藕孔中,文火蒸熟,随意常食。

【功效】藕性寒凉,可止血;花生、芝麻养血,加速血小板再生。

枸杞参枣鸡蛋汤

【原料】枸杞子10克,红枣10枚,党参10克,鸡蛋2枚。

【做法】把枸杞、红枣、党参放沙锅内同煮成汤,鸡蛋煮熟后去壳取蛋,再煮片刻,吃蛋饮汤。此为1日量,分2次食用。

【功效】该药膳有补气养血的功效。

花生党参汤

【原料】花生红衣6克,红枣10枚,党参10克。

【做法】把花生皮、红枣、党参用沙锅加水煮成汤；弃掉党参、花生皮药渣，吃红枣喝汤。此为1日量，分2次食用。

【功效】该药膳有养心健脾，益气摄血的功效。对于病后体虚、血小板减少性紫癜均有良效。

韭菜炒猪血

【原料】韭菜80克（洗净），猪血50克。

【做法】二者同用武火炒熟，加盐调味，当菜食。

【功效】韭菜活血，猪血补血，故有补血化淤的良好作用。

清蒸马齿苋

【原料】马齿苋200克，大蒜1个，香油适量。

【做法】马齿苋洗净，置于米饭上蒸熟，以大蒜、香油佐味，当菜食。

【功效】马齿苋性凉，能止血，血小板减少、大便带血者常食最为合适。

肝硬化并发白细胞减少的食疗药膳

蘑菇瘦肉汤

【原料】鲜蘑菇200克，瘦猪肉200克，食盐适量。

【做法】用鲜蘑菇，瘦猪肉，水适量，煮汤，加食盐调味、佐膳。

【功效】方中蘑菇性凉味甘，入脾胃经，含多种氨基酸、维生素和矿物质，能健脾开胃。

黄芪血藤炖母鸡

【原料】母鸡1只,黄芪50克,鸡血藤50克。

【做法】将鸡宰杀后去内脏,取鸡血与黄芪、鸡血藤拌和,置鸡腹内,加水适量慢火炖熟,后加入少许食盐调味,饮汤食肉。

【功效】能补气养血,适用于白细胞减少伴头昏、乏力者。

红枣杞子炖猪心

【原料】红枣30克,枸杞20克,猪心1个。

【做法】将猪心切开,红枣、枸杞子放入猪心内,慢火炖熟食用。

【功效】用于治疗白细胞减少伴头晕、心悸、气促等。具有益气生血、补心定惊的作用。

沙参玉竹煲老鸭

【原料】沙参50克,玉竹50克,老鸭1只。

【做法】将老鸭宰杀后去毛和内脏,洗净后同沙参、玉竹放入瓦煲内加水文火焖煮至烂,调味后饮汤吃鸭。

【功效】功能为滋阴补血,用于治疗白细胞减少伴心烦、口渴、少津等症。

病毒性肝炎兼其他并发症的食疗药膳

柿饼饭

【原料】柿饼50克,大米250克。

第二章 饮食调理——吃出健康凸显美丽

【做法】柿饼用水冲洗后，切成0.5厘米方块待用；大米清水淘净与柿饼块和匀置饭盒内，掺入清水500毫升，放入蒸笼内蒸40分钟。

【功效】此方健脾益胃，降逆止呕，对肝病兼有胃气虚弱有热的呃逆、呕吐、胃肠神经官能症者有较好疗效。

板栗补肾粥

【原料】栗子250克，猪肾1个，粳米250克，陈皮6克，花椒10粒，食盐2克。

【做法】鲜板栗阴干后待用；猪肾洗净撕去筋膜，切开片去腰腺后切成0.8厘米方块；粳米、陈皮洗净与花椒猪肾一起下锅，加水2500毫升，文火熬成粥，挑出陈皮，下食盐调味。每次取生栗子10余枚，剥壳食肉，细嚼，连液吞咽，然后再食一碗猪肾粥。

【功效】板栗性温，补肾气，强筋骨，健脾胃；猪肾粥补肾、养胃、强身。此方对中老年慢性肝病患者肾虚、体弱、腰痛、腿软、小便频数者有较好疗效。

海味笋烧肉

【原料】海参200克，鲜竹笋100克，瘦猪肉200克。

【做法】取水发海参切长条；鲜竹笋切片，先烧猪肉（加水500毫升），随后放海参、竹笋文火煨熟，加盐、糖、酱油、黄酒和淀粉少许。

【功效】海参滋阴养血，猪肉滋阴润燥，竹笋清除内热。经常佐餐食用此方对慢性肝病皮肤粗糙、有色素沉着、粉刺、痤疮的患者，可使肌肤光润，气色好转。

江米三豆糕

【原料】蚕豆、黑豆、赤小豆各200克，江米饭1份，蜂蜜、糖桂花、青梅丝均适量。

【做法】以上3种豆用冷水泡发，蚕豆去皮，放沙锅内加水文火煮烂后，压碾成豆泥，加蜂蜜调成泥馅备用。江米饭（糯米）放在纱布上，分层摊放三豆泥馅，压平，切块上加糖桂花、青梅丝果脯料等。

【功效】此方益气养肝，健脾利湿，补肾涩精，清热解毒，肝病须发早白、皮肤黝黑枯燥干裂、颜面痤疮的患者经常食用，尤显疗效。

鱼腥草拌莴笋

【原料】鲜嫩鱼腥草50克，莴笋250克，盐1克，生姜3克，葱白5克，酱油8克，醋5克，大蒜5克，香油8克，味精适量。

【做法】鱼腥草洗净，用沸水焯后捞出。加0.5克盐腌渍待用。莴笋洗净切丝腌渍沥水后加入鱼腥草及各种调料拌匀。

【功效】该方清热、解毒利湿、排脓。对肝病患者兼患泌尿道感染、急性支气管炎、肺脓疡、咳嗽、痰黄稠、月经带下量多恶臭、尿频尿急、尿道刺痛者适用。

雪莲花鸡汤

【原料】雪莲花10克，峨参5克，薏苡仁300克，活鸡1只，生姜、葱白适量。

【做法】鸡宰杀后，去毛取出内脏，将洗净的雪莲花、峨参用纱布包好塞进鸡腹，锅内放鸡和水、姜葱，上面蒸纱布包好的薏苡仁。旺火烧沸后，文火炖2～3小时。鸡切成块，蒸熟的薏苡仁抖散入碗中，加入药汤，用盐调味即成。

【功效】雪莲花补肾壮阳，调经止血；峨参协同薏苡仁健脾利湿退水肿，配雪莲花可通经活络以除痹痛，与鸡炖服共奏温补脾肾，化气行水通痹之功。对慢性肝病患者有风湿痹痛、男性阳痿、妇女月经不调、水肿、腰膝酸软无力、小便不利的患者有辅助治疗作用。

急性病毒性肝炎的食疗药膳

枸杞田螺汤

【原料】枸杞子20克，田螺肉100克，小白菜200克，姜5克，葱5克，盐5克，素油30毫升。

【做法】①枸杞子洗净，去杂质。田螺肉清水漂去泥，洗净，切片。小白菜洗净，切5厘米长的段。姜切片，葱切段。

②把炒锅置武火上烧热，加入素油，六成熟时，下入姜、葱，爆香，加入田螺炒匀，注入清水500毫升，用武火烧沸，加入盐、枸杞子、小白菜，用文火煮6分钟即成。

【用量】每天1次，每次吃田螺肉50克，随意吃小白菜喝汤。

【功效】补肝肾，清热解毒。适用于急性黄疸型肝炎同时患有肾病的患者。

鸡骨草饮

【原料】鸡骨草20克，白糖10克。

【做法】①把鸡骨草豆荚全部摘除（本品种子有大毒，切忌服用，用时必须把豆荚除去），洗净，切5厘米长的段。

②把鸡骨草放入炖杯内，加入水200毫升，用武火烧沸，再用文火煎煮25分钟，除去药渣，加入白糖拌匀即成。

【用量】每天2次，每次100毫升。

【功效】清肝利胆，舒筋止痛，化积利水。适用于急性病毒性肝炎患者。

荸荠云吞（馄饨）

【原料】荸荠100克，猪瘦肉50克，面粉200克，姜5克，葱5克，酱油10毫升，盐5克，生粉20克，鸡蛋1个。

【做法】①把荸荠去皮，剁碎。猪肉洗净，剁成泥。姜切粒，葱切花。

②把肉泥、荸荠、葱、姜、盐、酱油放入碗内，打入鸡蛋，加入生粉，拌成馅，待用。

③面粉加水揉成面团，再切小块，擀成面皮，然后一个一个地包成云吞。

④锅内注入水1000毫升，烧沸，下入云吞，煮至浮起，再煮5分钟即成。

【用量】每天1次，当主食食用。每次吃100克。

【功效】清热利湿，利水消肿。适合于急性黄疸型肝炎患者食用。

荸荠雪蛤羹

【原料】荸荠100克，雪蛤膏10克，姜片2片，冰糖20克。

【做法】①把荸荠洗净，去皮，切碎。雪蛤膏用温水发透、发胀，去黑仔及筋膜。冰糖打碎，待用。

②把发好的雪蛤放入炖杯内，加入姜片，水100毫升，用文火煮25分钟，除去臊味，沥干水分。

③把荸荠、雪蛤膏同放炖杯内，加清水200毫升，放入冰糖，煎煮25分钟即成。饮时放入白糖。

【用量】每天1次，每次吃1杯。

【功效】补虚损，利湿热，解热毒。适合于急性黄疸型肝炎患者食用。

第二章 饮食调理——吃出健康凸显美丽

二豆饭

【原料】赤小豆50克，绿豆50克，大米200克。

【做法】①把绿豆、赤小豆除去杂质，淘洗干净，用清水浸泡2小时。大米淘净，待用。

②把赤小豆、绿豆同放锅内，加入清水300毫升，煮30分钟后，加入大米，用文火焖熟即成。(也可放入电饭煲内，煲熟)。

【用量】每天3次，每次吃饭100克。

【功效】利水除湿，消肿解毒。急性黄疸型肝炎患者可经常食用。

赤小豆野鸭粥

【原料】①赤小豆30克，野鸭肉50克，大米100克，姜5克，白糖20克。

【做法】把赤小豆洗净，去杂质。野鸭洗净，用沸水焯掉血水，切成小颗粒，姜切片。

②把赤小豆、野鸭肉、大米同放锅内，加水600毫升，放入姜片。把锅置武火上烧沸，用文火煮50分钟加糖即成。

【用量】每天1次，每次吃粥100克。

【功效】补益脾胃，利水消肿。适用于急性病毒性肝炎患者。

陈皮香附蒸乳鸽

【原料】陈皮6克，制香附子9克，乳鸽1只，姜5克，葱5克，盐5克，绍酒10毫升。

【做法】①把陈皮润软，切丝。制香附子洗净，去杂质。乳鸽宰杀后去毛、内脏及爪。姜切片，葱切段。

②把乳鸽、姜、葱、盐、绍酒、陈皮、香附子放入蒸杯内，加水250毫升。

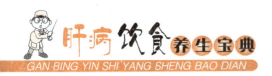

③把蒸杯置蒸笼内,用武火大气蒸40分钟即成。

【用量】每天2次,每次吃乳鸽半只,喝汤100毫升。

【功效】行气健脾,疏肝解郁。适合于急性病毒性肝炎肝郁气滞患者食用。

慢性病毒性肝炎的食疗药膳

陈皮炒猪肝

【原料】陈皮6克,猪肝100克,黑木耳30克,鸡蛋1枚,酱油5毫升,生粉20克,绍酒5毫升,盐5克,姜5克,葱10克,素油50毫升。

【做法】①把陈皮洗净,润透,切细丝。猪肝洗净,切薄片。木耳发透,去蒂根,用手撕成瓣状。姜切丝,葱切段。

②把猪肝、生粉、盐、绍酒、酱油同放碗内,打入鸡蛋,拌匀。

③把炒锅置武火上烧热,加入素油,六成熟时,加入姜、葱爆香,随即下入猪肝,炒至变色,加入黑木耳、陈皮丝,断生即成。

【用量】每天1次,每次吃猪肝30~50克。

【功效】理气,补肝,养血,明目。适合于慢性肝炎,血虚萎黄、浮肿患者食用。

苍耳苡仁粥

【原料】苍耳子10克,薏苡仁20克,大米100克,白糖10克。

【做法】①把苍耳子、薏苡仁去杂质、洗净。大米淘洗干净。

②把大米、苍耳子、薏苡仁、白糖同放锅内,加水600毫升。

③把锅置武火上烧沸,再用文火炖煮45分钟即成。

【用量】 每天1次,每次吃粥100克(苍耳子弃去不吃)。

【功效】 散风除湿。适合于肝炎兼风寒湿痹、四肢挛痛患者食用。

菠菜鸭肝汤

【原料】 菠菜200克,鸭肝50克,玉竹30克,绍酒5毫升,姜3克,葱3克,盐3克,素油30毫升。

【做法】 ①把玉竹发透,切5厘米长的段。菠菜洗净,切5厘米长的段。鸭肝洗净,切片。姜切片,葱切段。

②把鸭肝、绍酒、盐、酱油浸渍20分钟待用。菠菜用沸水焯透,捞起沥干水分待用。

③把炒锅放在武火上烧热,加入素油,烧六成熟时,下入姜、葱爆香,注入清水烧沸,加入玉竹煮10分钟后,下入鸭肝、菠菜煮5分钟,用盐调味即成。

【用量】 每天1次,每次吃鸭肝50克,随意吃菠菜喝汤。

【功效】 滋补肝肾,养肝润燥。慢性肝炎、血虚萎黄、虚劳羸瘦、夜盲等症者宜用。

茯苓豆蔻馒头

【原料】 茯苓30克,豆蔻15克,面粉400克,发酵粉少许,碱少许。

【做法】 ①把茯苓烘干打成细粉。

②豆蔻去壳研成细粉。把茯苓、豆蔻粉同面粉混匀,加水、发酵粉,揉成面团。发酵后,加入碱水,试好酸碱合适,制作成馒头生坯。

③把馒头生坯放入蒸笼内,用武火,大气蒸15分钟即成。

【用量】每天1次，早餐食用，每次吃馒头60~100克。

【功效】芳香化湿，行气健胃。适用于慢性肝炎、脾胃失调患者。

茯苓红花鸡蛋面

【原料】茯苓30克，红花6克，挂面50克，鸡蛋1只，熟火腿肉30克，番茄30克，姜5克，葱5克，盐5克，素油30毫升。

【做法】①把茯苓烘干，打成细粉。红花洗净。葱切段，姜切片，熟火腿切小颗粒。鸡蛋打入碗内调匀。番茄洗净，切碎。

②把炒锅放在武火上烧热，加入素油。至六成熟时，加入姜、葱爆香，下入鸡蛋、番茄、火腿丁、红花，加入上汤或清水300毫升，煮熟，茯苓粉用少许水调匀，代生粉下入锅内勾芡后起锅待用。

③锅内注入清水600毫升，置武火上烧沸，下入挂面、煮熟，盛入大碗中，加入鸡蛋、番茄拌匀即成。

【功效】活血祛淤，利水渗湿，宁心安神。适用于慢性肝炎，见有血淤、湿热、水肿、心悸、小便不利等患者食用。

防风二仁饮

【原料】防风9克，桃仁6克，薏苡仁20克，白糖20克。

【做法】①把桃仁去皮、心、尖，洗净。

②防风润透切片。薏苡仁去杂质，洗净。把薏苡仁、防风、桃仁同放炖锅内，加水250毫升。

③把炖锅置武火上烧沸，用文火煎煮50分钟，调入白糖拌匀即成。

【功效】祛风除湿，止痛。慢性肝炎兼风寒湿痹患者宜用。

丹参桃仁炖鳖鱼

【原料】丹参6克，桃仁6克，鳖鱼1只（500克），绍酒20毫升，姜5克,葱5克,盐5克。

【做法】①把丹参浸透切片,桃仁洗净去杂质。鳖鱼宰杀后去头、尾及内脏和爪。姜切片,葱切段。

②把鳖鱼和丹参、桃仁同放炖锅内,放入绍酒、盐、姜、葱,注入清水800毫升。把炖锅置武火上烧沸,再用文火炖煮50分钟即成。

【用量】每天1次,每次吃鳖鱼50克,喝汤。

【功效】祛瘀血,通经络。适合于慢性肝炎患者食用。

麦冬瘦肉煮黑豆

【原料】麦冬12克,黑豆50克,猪瘦肉50克,猪胫骨200克,姜5克,葱5克,盐5克。

【做法】①把麦冬洗净,去心。黑豆洗净,去杂质,发透。猪瘦肉洗净,切4厘米见方的块。姜切片,葱切段。猪骨捶破。

②把发透的黑豆放入炖锅中,加入麦冬、猪骨、猪瘦肉、盐、姜、葱,注入清水600毫升。

③把炖锅置武火上烧沸,打去浮沫。

【用量】用文火炖煮1小时即成。每天1次,每次吃黑豆、猪肉共100克,随意喝汤吃麦冬。

【功效】活血,祛风,利水。适用于慢性肝炎患者。

肝癌的药膳食疗偏方

原发性肝癌是我国目前最常见、最凶险的癌症之一。在肝癌单个小于5厘米时,可作小肝癌外科切除;当多处癌瘤或癌体大于5厘米以上时多采用介入或射频等治疗法；肝癌无转移者，也可进行原位移植新的肝脏等现代化治疗办法。如果肝病兼有肝硬化的患者为了防癌，也可采用下面的食疗偏方。已经发现肝癌不愿做外科手术者，则采用姑息内科治疗，下述药膳食疗也可试用。自古以来民间药膳主要以疏肝利气、健脾化湿、滋养肝肾为原则。常用方剂如下：

田螺赤豆汤

【原料】大田螺20个，白术（切片）10克，黑木耳10克，赤小豆300克。

【做法】大田螺漂浸去泥，用沸水烫死取螺肉，与白术，黑木耳（泡发洗净），赤小豆，加清水在锅中文火炖煮2小时，精盐调味。饮汤吃田螺肉、木耳及豆泥。

【功效】此方对肝癌已见腹水黄疸者适用。

泥鳅车前子汤

【原料】泥鳅2条，与黑豆60克，车前子30克。

【做法】泥鳅，黑豆，车前子（用纱布包）一起加水炖煎2小时，用适量盐调味，饮汤佐膳。

【功效】肝癌口干、纳呆腹胀、黄疸腹水者可以试用。

绞股蓝斑蝥蛋

【原料】绞股蓝100克，斑蝥1只，鸡蛋。

【做法】绞股蓝先煎取汁，将斑蝥（去头、翅、足），放入开孔的鸡蛋内用棉纸包上，放入绞股蓝汁中文火煮熟。每日吃鸡蛋1个，连服3天，休息1天后再服。

【功效】起破血散结、攻毒抗癌之效。肝癌疼痛可用此方。

第二章 饮食调理——吃出健康凸显美丽

田七粉汁饮

【原料】藕汁50毫升，生侧柏叶汁30毫升，黄瓜汁50毫升，田七末5克，花粉5克，冰糖。

【做法】取藕汁、生侧柏叶汁、黄瓜汁混合，搅入田七末、花粉及少量冰糖后饮服。

【功效】可用于肝癌出血、呕血、便血、局部破裂出血者。

鸡汁莼菜粥

【原料】童雌鸡1只，鸡汁1000毫升，薏苡仁100克，粳米50克，莼菜和甜菜各50克。

【做法】童雌鸡去毛、肠脏、脂肪、头、爪，切块煮熟，取鸡汁与薏苡仁、粳米煮粥，米烂时加入洗净的莼菜和甜菜，用盐调味后温服，并吃鸡肉。

【功效】对肝癌纳少、气短、乏力者可补中益气、健脾利水。肝硬化者常服此粥可预防肝癌发生。

桃根百合瘦肉汤

【原料】鲜猕猴桃根100克，百合100克，瘦猪肉100克。

【做法】鲜猕猴桃根切断用纱布包扎，与百合、瘦猪肉共煮至肉烂，用适量盐调味，吃肉饮汤。

【功效】达清热解毒、利湿活血防癌之效。小肝癌手术后或肝癌介入治疗的患者均可作食疗之用。

虫草胎盘煎剂

【原料】冬虫夏草15克（纱布包），鲜胎盘1只，蘑菇50克，去皮芋艿100克。

【做法】冬虫夏草、鲜胎盘（洗净）、蘑菇、去皮芋艿一起隔水炖熟后加盐佐餐用。

【功效】动物实验显示本煎剂有防癌作用，肝癌和其他各种癌症患者均可选食。

虫草香菇茯苓鸭

【原料】青头老鸭1只，蘑菇（香菇）300克，冬虫夏草15克，茯苓15克，陈皮10克，姜、葱、酒、盐酒适量。

【做法】青头老鸭（去毛及肠脏后约500克切碎）、蘑菇（香菇）、冬虫夏草、茯苓、陈皮一起加水炖至鸭肉熟烂，加姜、葱、酒、盐酒调味后佐膳，可食鸭肉及去油后的鸭汤。

【功效】对中晚期胃癌未做手术者有抗癌保健之效。对肝癌也有预防之功，可适时选用。

玉米薏苡仁槐花粥

【原料】干槐花10克，玉米100克，薏苡仁30克，红糖适量。

【做法】先将玉米、薏苡仁煮粥，熟烂时调入槐花，用适量红糖调服。

【功效】对肝病兼有胃溃疡或胃癌便血、便稀者，起凉血、止血、行淤之效。对肝癌也有预防作用。

海鱼鳔山药葛根粉

【原料】大黄鱼、鲨鱼、海鳗鱼之鱼鳔（又名鱼肚）数个，山药与葛根焙干的粉各150克。

【做法】取大黄鱼、鲨鱼、海鳗鱼之鱼鳔，用香油炸酥，压碎，研末，与山药与葛根焙干的粉混匀，每日吃 3 次，每次 10 克，温开水送下。

【功效】对肝癌或胃癌患者有补气养阴、止血、散淤、消肿之作用。

脂肪肝的食疗药膳

山楂肉片

【原料】猪后腿 200 克，山楂片 100 克，荸荠 30 克，鸡蛋清 2 个，淀粉 15 克，面粉 15 克，白糖 30 克，植物油 50 毫升，精盐、味精少许，清汤适量。

【做法】①山楂片去核，水煮提取山楂浓缩汁 100 毫升；猪后腿肉切成 3 厘米长、7 厘米宽的薄片。

②蛋清与淀粉、面粉调成糊，荸荠切厚片，植物油烧至五成热时，肉逐片蘸糊下锅炸至肉片胀起，呈黄白色。

③锅内添水半勺，入白糖搅拌，糖汁浓时，倒入山楂缩汁和猪油少许，搅匀，放入荸荠片和肉片，使红汁包住肉片。待荸荠熟透即可。

【功效】滋阴健脾，开胃消食，降低胆固醇和血压。适用于高血脂、高血压、冠心病、消化不良、脂肪肝等患者。

葛根何首乌粥

【原料】制何首乌 100 克，粳米 100 克，葛根 55 克。

【做法】何首乌、葛根于沙锅内煎煮 2 次，每次 1 小时，取汁过滤，加入粳米煮粥、米烂粥成，用冰糖调味食用。

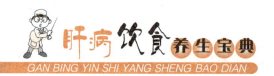

【功效】降脂，润肠。适用于高脂血症、脂肪肝、血虚便秘等，对脂肪肝患者有很好的食疗效果。

山楂桃仁露

【原料】鲜山楂1 000克，桃仁60克，蜂蜜250毫升。

【做法】将鲜山楂、桃仁入锅水煎2次，取汁250毫升，加入蜂蜜，隔水蒸1小时，冷却置冰箱备用。每天3次，每次5毫升。饭后开水冲服。

【功效】降血脂。适合于高血脂、脂肪肝患者食用。

荜茇鲤鱼汤

【原料】荜茇5克，鲜鲤鱼1000克，川椒15克，生姜、香菜、料酒、葱、醋各适量。

【做法】把荜茇、鲤鱼、葱、姜放入锅内，加水适量，置武火上烧开，移文火上炖熬约40分钟。加入剩余调料即成。可单独食用，也可佐餐，吃鱼喝汤。

【功效】利水消肿，减肥。适用于肥胖性脂肪肝患者。

红焖萝卜海带

【原料】海带300克，萝卜500克，丁香3克，大茴香5克，桂皮5克，花椒2克，核桃仁20克，素油、酱油各适量。

【做法】将海带用水浸泡1天（中间换2次水），然后海带、萝卜切成丝。将海带油炒几下，放入丁香、大茴香、桂皮、花椒、核桃仁、酱油及清水，改中武火烧至海带将烂，再放入萝卜丝焖熟即可食用。佐餐食用。

【功效】利水消气，减肥。适用于肥胖性脂肪肝患者。

冬瓜烧香菇

【原料】冬瓜250克，水发香菇50克，食盐、味精各适量。

第二章 饮食调理——吃出健康凸显美丽

【做法】将冬瓜切成小方块，香菇浸泡后切块。锅中加油烧热，倒入冬瓜、香菇及泡香菇水，焖烧数分钟，加食盐、味精等调味，至熟即可。佐餐食用。

【功效】清热健脾。适用于肥胖性脂肪肝。

豆腐石膏汤

【原料】豆腐200克，石膏50克，食盐适量。

【做法】将豆腐、石膏放入沙锅内，加水适量，共煲2小时以上，食盐调味即可。每天1剂，饮汤，3天为1个疗程。

【功效】清热泻火，下气消痰。该方对高血压、高血脂、脂肪肝、糖尿病、动脉粥样硬化、冠心病等均有一定防治作用。

竹叶粥

【原料】淡竹叶40克，粳米50克，白糖少许。

【做法】先将淡竹叶洗净，切碎，水煎去渣取汁，入粳米如常法煮粥，粥临熟时加入白糖，稍煮即可。每天1剂，分2次温热服食，连服5～7天为1个疗程。

【功效】清心火，除烦热，利小便。适用于身热面红，口苦咽干，尿黄，大便干结等高脂血症及肥胖性脂肪肝患者。

肝病兼有糖尿病的食疗药膳

肝病和糖尿病都是需要非常注重饮食调理的疾病。肝病患者的饮食原则是高蛋白、低脂、低盐；糖尿病的饮食护理则是严格控制糖分的摄入量，少吃甜食，多吃植物纤维含量高的食物。

当患者兼有糖尿病和肝病两种疾病时，很多食物都被列为禁忌了，但是有一种食物非常适合这样的患者食用，那就是蜂蜜。

在中医古籍中，蜂蜜被记载有"润脏腑、调脾胃"的功效。据现代研究发现，蜂蜜含有丰富的营养，除了葡萄糖和果糖之外，还含有蛋白质、无机盐、多种维生素以及钙、镁、钾等微量元素，对神经衰弱、高血压、冠心病、糖尿病、肝病等都有一定的疗效。常服蜂蜜可以调理气血，延年益寿。

以下是几款以蜂蜜调制的食疗方，对肝病合并糖尿病的患者非常有好处。

蜂蜜萝卜汁

【原料】白萝卜500克，蜂蜜100克。

【做法】将白萝卜洗净，切丁，放入沸水中煮沸捞出，控干水分，晾晒半日，然后放入锅中；加入蜂蜜，用小火煮沸调匀，晾凉后服食。

蜂蜜鲜藕汁

【原料】鲜藕200克，蜂蜜适量。

【做法】将鲜藕洗净，切片，压取汁液；按1杯鲜藕汁加蜂蜜1汤匙的比例调匀服食。每日2~3次。

鲜百合蜂蜜饮

【原料】鲜百合50克，蜂蜜1~2匙。

【做法】百合放碗中，加蜂蜜拌和，上屉蒸熟，睡前服用。

芹菜蜜汁

【原料】鲜芹菜100克，蜂蜜适量。

【做法】芹菜洗净，捣烂，绞汁，与蜂蜜同炖温服，每日1次。

第二章 饮食调理——吃出健康凸显美丽

肝病出现鼻衄者的食疗药膳

急慢性肝病常有出血的伴随症状,具体表现为鼻出血或牙龈出血。有的人素来有鼻出血或牙龈出血的疾病,后来又患了肝炎。肝炎患者的鼻出血症状常常很重,严重影响患者的健康,也会给患者带来很大的心理负担。因此肝炎患者要注意减少鼻出血的发作次数,增进健康,可以采用以下的食疗方。

藕节西瓜粥

【原料】鲜藕节榨汁 250 毫升,西瓜榨汁 250 毫升,粳米 100 克。

【做法】共煮粥,熟时加适量白糖服用,每日 1~2 次。

枝子菊花茅根粥

【原料】生枝子 10 克(打碎),菊花 15 克,鲜茅根 50 克,粳米 60 克。

【做法】将生枝子、菊花、鲜茅根煎水取汁 350 毫升和粳米煮粥,熟时加适量食盐调味服食,每日 1 次。

空心菜白萝卜蜂蜜露

【原料】空心菜 120 克,白萝卜 500 克,蜂蜜 50 克。

【做法】将空心菜、白萝卜捣烂绞汁,蜂蜜调匀,分 2 次服用,每日 1 剂。

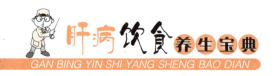

生地山茱萸肉粥

【原料】生地 30 克，山茱萸肉 15 克，粳米 100 克，白糖适量。

【做法】生地，山茱萸肉，粳米同煮粥服用。

花生衣煎

【原料】花生衣 15 克，红枣 10 枚（去核），白糖适量。

【做法】将花生，红枣，白糖水煎分 2 次服用。

除此之外，患者平时还要加强身体的锻炼，避免上呼吸道感染，也能降低鼻出血的发病概率。同时要改掉抠鼻子的毛病，以免对鼻黏膜形成不良刺激。病情严重的患者，应及时到医院接受正规治疗。

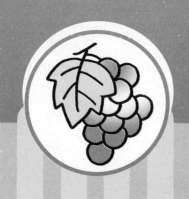
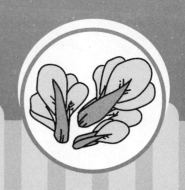

第三章 日常养生

——小细节成就肝脏健康

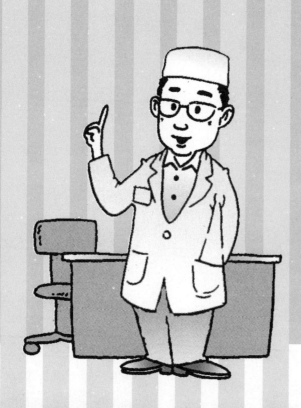

第三章 日常养生——小细节成就肝脏健康

第 一 节
科学起居，规律生活养出好肝脏

 肝炎患者要注意休息

中医认为"人动则血行诸经，人静则血归于肝脏"，患肝炎后，特别是急性期，医生往往要求患者尽量卧床休息，这与肝脏的生理功能有密切关系。因为肝有贮藏和调节血量的生理功能。肝调节血量是指肝脏具有随着人体生理状况的改变调节机体各部分血量分配的作用。

人体各部分所需要的血量，随其不同的生理状况而改变，当人体处于休息或睡眠时，机体的血液需要量相对减少，部分血液便藏于肝脏；当人体处于活动状态时，血液需要量增加，肝脏就排出其储存的血液以供机体的需要。由此不难看出，得到充分的休息，肝脏藏血量增多，可减轻肝脏的功能血损，有助于肝功能恢复。

因此，休息对于肝脏患者的预后有非常重要的作用，但在恢复期时也要注意劳逸结合，起居有节。因为长期卧床，不但使病人的精神负担加重，也不利于机体的正常代谢，甚至会导致脂肪肝等并发症，影响以后的正常工作和生活。

肝病患者如何改善睡眠

肝病患者不仅要保证足够的睡眠时间,还要提高睡眠质量。如何改善肝病患者的睡眠呢?可从以下几方面着手。

(1) 睡前做运动

适量的体育运动,能够促进人的大脑分泌抑制兴奋的物质,促进深度睡眠,迅速缓解疲劳,从而进入一个良性循环。研究发现,临睡前做一些如慢跑之类的轻微运动,可以促使体温升高。当慢跑后身体微微出汗时,随即停止。这时,体温开始下降。30~40分钟后睡觉时,人将很容易进入深度睡眠,从而提高睡眠质量。

(2) 泡脚应及膝

现代研究表明,长期睡前泡脚会起到疏通经络、平肝熄风、益肾调便、通窍醒脑、养心安神的功效。临床上对头晕、眼花、失眠、多梦、神经衰弱、记忆力减退、高血压、精神分裂症、更年期综合征、亚健康状态等有较好的治疗、保健作用。不但可以促进足部血液循环,而且对消除疲劳、改善睡眠大有裨益。泡脚的水温宜在40℃~50℃左右,最好用较深、底部面积较大的木质桶,水量则以没过小腿的2/3至膝为最佳。

(3) 食疗要对症

饮食疗法对促进睡眠也有一定的帮助,但不同的人群,应选择不同的食疗方法。如经常心神不宁的人,宜多吃红枣;阴虚体质的人可多吃白木耳;心火旺者可食用苦瓜;痰多者不妨多吃些萝卜等。专家建议,

第三章 日常养生——小细节成就肝脏健康

睡眠质量差、失眠者可通过中医辨证后根据个人体质服用中药调理，对改善睡眠、提高睡眠质量很有帮助。

（4）精神可放松

肝病患者经常会出现意志消沉、心灰意懒、情绪消极的表现，尤其在面对挫折时更难经受打击，导致夜不能寐，形成恶性循环，更不易入眠。肝病患者应学会疏导不良情绪，必要时可以服用少量安眠药物。

幽雅的环境对肝病患者的益处

肝病患者如果身在一个幽雅的自然环境中，对身体的康复很有好处。我国中医学历来重视环境条件与疾病的关系，它根据五行说，提出自然界中有"风、寒、暑、湿、燥、火"六种要素，被称为"六淫"，而自然界中所有的变化都是这六种要素运动变化的结果，这是一个自控、自调、自稳的系统。因此肝病患者应尽量使自己身处一个有利的自然环境中，以促进自身的康复，这可算是一个经济实用的治疗方法。

（1）经常洗手，将病菌阻于口外

"病从口入"，人们的很多疾病都是由于不干净的饮食造成的，手作为将食物传送入口的纽带，直接决定着食物的卫生程度。食物即使是百分之百的干净，但如果放置到细菌丛生的容器里，再干净的食物也会成为"恐怖分子"。同理，干净卫生的食物如果以不干净的手作为传送带进入口中，食物也会成为人体患病的根源。传染性较强的某些肝脏病例如乙型肝炎就可以通过食物进行传染。因此，无论是一般人还是肝炎患者，都应该养成经常洗手的好习惯。

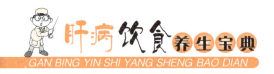

（2）饭前洗手

人们在吃饭时，手总免不了要接触炊具、餐具、食物。如果手没有清洗干净，沾染到手上的种种病菌、病毒就可以进入食物中，损害身体健康；具有传染性肝病的患者，更应该注意在饭前洗手。

（3）便后洗手

人的粪便中含有大量的病菌、病毒，如果是肝炎患者，还有可能含有肝炎病毒，应加强便后洗手。人们进行大便后使用手纸擦拭肛门时，手很容易受到污染，这样粪便中的病菌、病毒就会附着到人的手上。此时，肝炎患者如果不认真洗手，手中的有害物质就轻而易举的通过食物进入人体中，对人体健康造成威胁；而且，如果手上沾有肝炎病毒，患者还很有可能通过握手等方式传染给别人。人们不但在大便时注意洗手，小便也不例外，因为尿液中也含有病菌、病毒，如果尿液溅到手上，也会导致病菌、病毒黏附到手上。

洗手是切断病菌、病毒传播途径的方式之一，人们应该养成经常洗手的好习惯。注意洗手时不要流于形式，先涂抹肥皂，然后再用流动水冲洗。

肝病患者应养成定时排便的习惯

肝脏不仅是多种物质代谢的场所，而且还具有解毒等多种生理功能，许多药物及食品在肠道内发酵后产生的毒物，都要经门静脉进入肝脏解毒。如果常发生便秘，肠道细菌繁殖产生的毒素和大便中产生的酚、吲哚等毒物，在肠道内停滞不前，存留时间过长，必然会加重肝脏负担，不利于肝脏的修复。因此，要养成每日定时排便的习惯。平时多吃蔬菜，有助于肠道蠕动和消化液的分泌，可以防止便秘。

勤梳头能养肝

人体头部有大量的穴位、神经和血管，通过梳头可以使头部血液得到良好的运行，从而促进周身血液的运行。当人体血液充足而运行良好时，肝脏就能得到很好的养护和修复，从而起到养肝的作用。

中医认为头为人体诸阳之会，即人体阳气最旺盛的地方，人体的阳气均向上蒸腾而汇聚于头部。肝脏是人体阳气的一个枢纽，如果肝阳运行良好，则人体阳气就会运行良好。反过来头部阳气运行良好，也会对肝脏阳气的运行有好的影响，从而起到养肝的作用。

此外，梳头还会改善人体的睡眠情况，从而进一步起到养肝的作用。头部分布着大量的穴位，有些穴位具有平血压的作用，如百会、太阳、风池等。当刺激这些穴位时，人体血压下降，情志平稳，使睡眠质量提高，从而起到养肝的作用。

既然梳头对肝脏有这么重要的影响，那么怎样梳头才是最正确的方式呢？

首先要选择好梳子，以不产生静电为准，牛角梳、木梳都是不错的选择。塑料的梳子容易产生静电，对头发、皮肤都有一定的损害，故此不宜使用。同时还要注意梳子的梳齿不能太密，以免造成不适。

其次要注意梳理整个头部。不论是从头中间梳还是两侧梳，都应该一直梳到颈后的发际处，这样才能对穴位和经脉有较好的调节作用。

不良居室装潢有害肝脏

现在人们的生活水平提高了，居住环境越来越好了，很多人对于室内的装修非常讲究，宁愿花一大笔钱来装饰一个华美的房间。虽然装修市场呈现出繁华的一面，但因为装修所带来的问题也从来没有停止过。不良的装修会给人们的健康带来严重的危害。很多人在房子刚刚装修完时就入住，结果很容易患疾病。

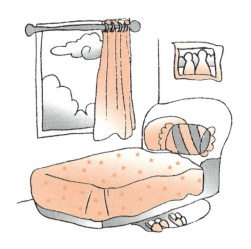

装修后最容易受损害的就是老年人和儿童，因为他们的体质虚弱，受到不良因素的干扰后就会发病。有一家医院在做肝癌的统计中发现，有30%的患者都住在刚刚装修了不到半年的房子里，这是一个很大的比例，值得人们重视。

装修过程中哪些物质是对肝脏有损害的呢？主要是甲醛、氯乙烯、邻苯二甲酸酯、二氯乙烯、四氯乙烯、二氯甲烷等。这些有毒物质主要是通过黏合剂、油漆、塑料构件等释放。某些装修材料具有一定的放射性，因此对肝脏具有更大的损害。

为了防止因装修而产生健康的问题，建议在装修时使用安全环保的材料。同时在装修完之后房间要进行通风处理，半年后再入住。这样就能明显减少对人体健康的损害。

第三章 日常养生——小细节成就肝脏健康

 适当午休，有助肝细胞恢复

卧床休息有益于肝病患者的康复，特别是午后休息1小时效果较好。那么，午休1小时有何益处呢？

（1）午休1小时能够缓解疲劳

肝病患者由于身体虚弱，比较容易疲劳、烦躁，而午休1小时则可以缓解这一问题。当人们进入睡眠状态后，身体的各个部位都得到放松，身体的紧张度降低，同时，呼吸比较平稳、脉搏稳定，人体的各个组织器官都处于相对安静状态，这样，人体就会储存大量的能量，为下午的工作和学习作准备；而且，由于肝脏的代谢减少，肝脏的

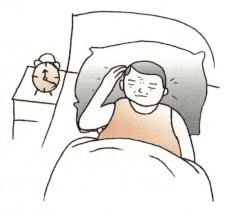

负担也会减轻，肝脏可以借机抓紧休息；处于睡眠状态的人，体内代谢的有害物质减少，而且还能分泌大量的可以增强免疫力的物质，从而有效调节人体的免疫机制，提高人体的抗病能力。

（2）午休1小时有利于肝细胞恢复

人们在午休时一般选择卧床睡眠，卧床能够增加肝脏内血液流量，尤其是饭后，人们的消化能力和吸收能力都空前活跃，这样，肝脏能够得到更多的营养成分和氧气，促进了肝细胞的恢复和再生；同时，由于血液运行通畅，肝脏的负担也会减少。

午休1小时对于肝病患者的康复发挥着积极的作用。在这里需要提醒大家的是，要让午休发挥作用，需要保证午休的质量：尽量不要午饭之后就立刻午睡，这样会有腹胀感，影响入睡；睡眠的环境尽量安静舒适；选择合适的睡眠姿势，不要伏到桌子上睡，也不要趴到床上睡，在床上侧卧睡最好。

肝病患者洗澡的注意事项

肝病患者不同于健康人，洗澡时应注意以下问题：

（1）不能洗澡的时候

急性肝炎 ALT 值超过 500～1 000 单位时应禁止洗浴。洗澡等同于轻量运动，在需要静养的时期洗澡只会恶化病情。

（2）允许洗澡的时候

急性肝炎患者患病 3 周后 ALT 值降到 100 单位以下后，就可以 1 周洗 1 次澡。愈后初浴千万小心，切勿疲劳。按医生要求渐渐增加洗浴时间和洗浴次数。慢性肝炎患者可以 1 周洗 2 次澡，尽可能使用淋浴。用浴盆泡澡时，勿长时间洗，宜温水快浴，不要疲劳。

（3）温泉疗养

出行前要得到主治医生的许可。洗温泉宜像乌鸦点水般快速洗浴，并将洗浴次数控制在 2～3 天 1 次。有些肝硬化、慢性肝炎患者虽然病情已完全稳定，但过度泡温泉，也会使病症恶化。所以与其温泉疗养，不如呼吸新鲜空气，吃些美味佳肴，放松心情，清除紧张情绪更为有效安全。

第三章 日常养生——小细节成就肝脏健康

肝脏也需要"双休日"

人们每周都有两个休息日放松精神，恢复体力，可是在休息日里，很多人在工作上休息了，却没有让自己的肝脏也得到休息。经常通宵看电视、吃大量油腻的东西，或是跟家人吵架闹别扭，这些情况都严重损害了肝脏的健康。

人们在周末休息的时候，要让肝脏也得到相应的休息，这样它才能为机体更好地工作。

要想让肝脏得到休息，首先要注意周末睡眠的时间。很多人喜欢在周末约朋友吃饭，这样做无可厚非，一来放松精神，二来联络感情。但是无论是吃饭也好、娱乐也好，都要在晚上10点前进行。要尽量保证10点之后就睡觉，因为晚上11点到凌晨3点是肝脏最好的修复时期，晚上10点就寝，能够保证肝脏在这个时段得到最佳的休息。

其次是要少吃大鱼大肉。肉类食物含有丰富的蛋白质，是人们身体所必需的营养。但是消化肉类需要肝脏分泌大量的胆汁和脂肪酶。如果吃得过多，就会增加肝脏的负担，久而久之则容易引起肝脏的病变。

最后在周末要有一个好情绪。肝脏是受情绪影响非常大的内脏器官，临床发现，爱生闷气的人得肝癌的概率要比精神舒畅的人多几倍，可见要养护肝脏应注意保持心情舒畅。要有一个和睦的家庭环境，与人相处时多忍让，少发怒，这样肝脏就少了很多负担和损害。

肝病患者要保持乐观情绪

中医把人体各种情绪变化归纳为"喜怒忧思悲恐惊"等七情。正常情况下，七情只是人们对外界各种刺激所产生的情感反应，一般不具有病因意义，只有当某种情绪变化过激、过频或持续不解，导致脏腑气机失调，才成为致病之因。

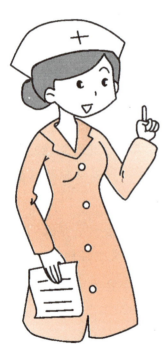

肝为刚脏，喜条达而恶抑郁，暴怒伤肝，使木失调达、肝气横逆、气机阻滞、功能失常，表现为胸胁闷痛、腹胀、纳呆、倦怠乏力、大便不调等症。

在我国，肝炎发病率高，病程长，治疗困难，尤其是慢性肝炎和肝硬化，许多患者感到顾虑和恐惧，害怕周围人的疏远，担心以后的工作、经济、生活等问题，恐惧肝炎向肝硬化、肝癌转化丧失劳动能力，因而情绪低落、寝食不安，致使诱发或加重肝炎的临床症状，形成恶性循环。所以肝病患者要保持心情舒畅，树立开朗乐观的态度和战胜疾病的信心，有利于提高机体的抗病能力，促使病变早日康复。正如《黄帝内经》所言"精神内守，病安从来"。

第三章 日常养生——小细节成就肝脏健康

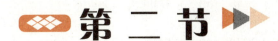

第二节 远离不良习惯，呵护你的心肝宝贝

肝病患者忌长时间看电视

随着电视的普及，如今看电视已成为人们业余文化娱乐生活的重要内容。然而，电视对人体健康有没有影响？这是人们普遍关心的问题。据国外研究，电视机在工作时，其显像管会发射一种较强的电子束，对人体健康有一定的影响，尤其对肝病的影响更大。因为人的视网膜感光功能好坏取决于视网膜视觉色素、维生素A的正常与否。维生素A是人体吸收胡萝卜素后在肝内转化而成的，当患者的肝脏功能降低以后，对于维生素A的吸收与转化就会降低。此时，如果患者还要长时间地看书或看电视，就会加重肝脏的负担，不但使病情难以康复，还会出现视觉障碍。因此，为了您的健康和安全起见，不论是肝病患者还是正常健康人，看电视时间都不能太长，应注意以下几个问题：

（1）每次持续看电视的时间不应过长，通常以不超过2小时为宜。中途当休息片刻，到室外走走，眺望远方，活动肢体，呼吸新鲜空气。

（2）看电视时，室内光线不宜太暗，最好是有较弱的侧光照明。

（3）避免电视画面跳跃、闪烁，少看惊恐悲切的情节，肝病患者以不看为宜。

（4）看完电视后若有不适反应时，就应及时节制，以免造成不良后果。

（5）看电视的距离以距电视机（20英寸）1.5米为度，眼睛视线的水平以高于电视机屏面中心13°为宜。

肝病患者为何必须戒烟

肝病患者应尽早戒烟，主要有以下几点原因：

（1）烟雾里的毒性物质必须通过肝脏解毒，患肝炎时肝细胞的解毒功能显著减退，如果此时继续吸烟，就会增加肝脏的负担，还会加重对肝细胞的损害。

（2）烟雾中含有致癌物质，在肝脏发生病变的情况下继续吸烟，容易引起肺癌。

（3）吸烟还可引起血管痉挛，对心、肺、肾、胃等脏器造成不良影响，容易导致各种并发症。

乙肝病毒携带者在生活中要劳逸结合

乙肝病毒携带者即乙肝表面抗原（HBsAg）阳性者极为常见，绝大多数可在不同岗位上坚持工作和学习。但从医学生理上讲，HBsAg阳性

第三章·日常养生——小细节成就肝脏健康

者存在着机体的免疫缺陷，因此比常人更要注意休息。具体可从以下几方面注意：

（1）注意消除视疲劳

最好的方法是充足的睡眠。其次，可在眼睛疲劳时远视观景5～10分钟或看一看绿色草坪及树木。另外，也可适当地闭目养神，以解除视疲劳。

（2）交叉工作法

如脑力劳动时间持续超过2小时后，可换适当的体力劳动，或做一下体操，也能起到较好的休息作用。

（3）培养一定的爱好

如上班时精力集中，易致疲劳，下班后可适当地放松，如养花赏花、下棋、唱歌、练习书法等，可使精神放松、消除疲劳。

（4）注意动静结合和自我保健

学会久动后以静休息，久静后以动休息，注意动静结合便能健身、养心和保肝。如在白天奔波劳累之后，晚上可用热水泡脚，消除疲劳；在站立劳累、腰酸腿痛时，可捶腰揉腿自我保健；思考累了，可闭目按摩眼眶周围3～5分钟，便能较好地消除疲劳。

肝炎患者在家休养为何要限制脑力

据调查，约有75%的肝炎患者在家休养时出现肝功能反复异常，通常是由于过度劳累引起的，此种劳累包括体力劳动与脑力劳动两种。

祖国医学认为，人动则血运行于四肢，人卧则血归于肝脏。因此当用脑过度时，势必使血液供应大脑，减少了肝脏供血，不利于肝脏恢复。所以肝炎患者在家调养时也要适当限制脑力劳动。

 ## 肝病患者忌长途旅行

肝病患者恢复期最好不要长途旅行。因为患急性肝炎后需1年时间肝功能才能稳定，慢性肝炎要2年以上才能稳定，稳定后才能从事较繁重的工作和较剧烈的活动。

肝炎复发的原因有因过分劳累和因变更环境而复发的情况。在长途旅行时，因生活条件、水土环境的多变，引起机体内环境的某些变化，极易出现肝功能反复。

 ## 肝病患者忌纹身、纹眉

由于乙肝病毒的传染性很强，微量血清通过各种方式进入血中就可能引起感染。文身过程中常因消毒不严、器械多次使用而易感染肝炎病毒。丙型、丁型与乙肝的传播途径类似。同样，美容过程中特别是文眉、穿耳洞、做双眼皮，甚至是刮脸也有可能因污染的针或刀传播肝炎。

第三章 日常养生——小细节成就肝脏健康

为什么要忌发怒

中医认为，肝为将军之官，性喜顺畅豁达。如果长期郁愤，可以导致肝气郁结，引起生理功能紊乱。现代医学研究表明，愤怒会使人呼吸急促，血液内红细胞数剧增，血液比正常情况下凝结加快，心动过速，这样不仅会损害心血管系统，更会影响肝脏健康。调查结果表明，易怒的人患冠心病的可能性比一般人高6倍，患肝脏疾病的可能性比一般人高8倍。因此，肝病患者务必保持心胸开阔、积极乐观，这样才能达到治疗和控制疾病的目的。

肝病患者不宜过度纵欲

性功能是人体正常的生理功能之一，但如果过度纵欲，就会引起大脑皮质长期处于兴奋状态，不仅血液循环加快，呼吸急促，肌肉紧张，而且伤耗元气，损害肝肾，产生诸如疲倦、腰酸腿软、食欲不振、头晕耳鸣、失眠健忘等症状，对于肝病患者来说，更是不利于身体健康，甚至会导致病情恶化。性生活是夫妻双方的事，如果一方患有肝病，应得到另一方的谅解，根据患者的病情配合调整性生活，以健康为头等大事，适当进行节制。

（1）患者在急性肝炎恢复期，或患有慢性肝炎和肝硬变的患者出院后，应暂停性生活。一旦放纵性生活，就会引起肝病暴发、复发或加重，从而导致严重后果。

（2）在肝功能波动阶段，特别是转氨酶不稳定和出现黄疸上升时，应停止性生活。否则会损耗体力和精力，加重肝脏负担，使病情恶化。另外，乙肝病毒可存在于精液、经血和阴道分泌物中，通过性生活相互传染的概率可达10%～15%，如在发作期进行性生活，很容易使对方受到感染。

（3）慢性肝炎患者应适当节制性生活。如青年人病情稳定，可以同床后第二天无疲乏感为度。如果次日感到倦怠、疲乏、腰痛、食欲不振，便说明性生活过度，应自觉纠正，减少或暂停性生活。如无不适，一般情况下，青年人每周不宜超过1～2次，中年人宜每1～2周1次，中年后宜每月1～2次。

防治肝病，餐具清洗不得马虎

众所周知，肝病主要是通过唾液进行传播的，因此餐具成了肝病传染的罪魁祸首。这也是肝病患者最大的烦恼之一，因为他们不能和别人一起吃饭，他们用过的餐具要经过特殊消毒。所以，他们在工作和生活中受到了很大的排挤，导致心理压力。

人们对肝炎病人应该抱着同情的态度，尽量不给他们带来心理负担。但是对肝炎患者的餐具，要认真对待，否则很可能会被传染。

肝炎患者使用的餐具可以通过以下两种方式来消毒：

一是湿热消毒法。可以把餐具放在沸水中煮20分钟，这样肝炎病毒就能够得到较彻底的消除；也可以用高温蒸汽消毒，这种消毒的方式比沸水煮更加彻底，用 2 分钟就能达到很好的消毒效果。

二是使用化学试剂来消毒。首先将食物残渣倒掉；然后把餐具放在含有次氯酸钠和十二烷基磺酸钠的溶液中浸泡 30 分钟，再用清水冲洗干净；在农村的环境中也可以用 3% 的漂白粉溶液浸泡一小时，同样能够达到消毒的效果。

 ## 上网吧要当心

现在的年轻人都热衷于上网，所以网吧的生意都非常红火。然而，网吧里的卫生状况却令人担忧。抛开基本卫生状况不提，键盘和鼠标的污染就让人感到吃惊。

一个医学调查小组对某单位的 40 台办公用电脑的键盘和鼠标进行了污染情况监测，结果发现，在电脑键盘上经常发现其缝隙中藏匿着饼干渣、咖啡粉、头发丝等。对其进行微生物培养结果显示：键盘和鼠标表面细菌中分离出金黄色葡萄球菌、大肠埃希氏菌、表皮葡萄球菌等。同时，对数个网吧的 200 台电脑键盘进行抽样检查，发现其中存留的乙肝病毒竟然占到了 35%，情况相当严重。在电脑键盘和鼠标上发现的有害细菌比公共厕所的细菌高出了 400 倍。

污染的电脑会作为媒介传播疾病，如金黄色葡萄球菌可引起皮肤感染性疾病，大肠埃希氏菌污染双手可通过进餐引起腹泻等消化道疾病，键盘真菌的存在可传播手癣等疾病，而肝炎病毒则可能引发肝病。

为了防止从网吧感染肝炎病毒，人们在网吧上网的时候尽量不要吃东西。上网回来后要立刻洗手，这样就能大大降低肝炎病毒的感染概率。

第三节 四季养肝,关怀肝脏每一天

春季气候对肝病的影响

春季天气转暖,细菌、病毒容易繁殖,加之春节时候过度饮酒,休息不够,人的抵抗力下降,容易造成肝病的患病率升高,其中重症肝病患者要比其他季节多出 20% 左右,临床症状明显,有的甚至出现腹水、感染、出血等。

春季,养肝护肝好时节

古人说:"春气温,宜食素以凉之,不可一于温也,禁温饮食及热衣服。"意思就是说春天万物复苏,气温回升,五脏属肝。春季是养肝护肝的好时节。

(1)肝病患者在春季应保持良好的心理状态,乐观开朗的心情。愉快的心情可以使人的身体功能变得良好,促进人的新陈代谢,有助于肝病的恢复。

（2）春回大地，肝病患者可以在这个时节适当地进行体育锻炼，不仅可以增强体质，还有利身体健康，保持心情的愉悦。

（3）春季气候干燥，宜多喝水，预防感冒。多喝水可以增强血液循环，还可以促进腺体分泌，有助于消化腺、胆汁和胰液的分泌，有助于消化、吸收和废物的排除，减少代谢和毒素对肝脏的损害。

（4）保证足够的休息和睡眠。卧床休息时人的活动量越小，肝脏的血流量越小，肝脏所获得的营养就越少。过度劳累还可降低人体的免疫功能，容易招致其他细菌和病毒的感染。但长期卧床，并不利于机体的正常代谢，会诱发脂肪肝的形成，还可能加重患者的精神负担，同样不利于肝病的恢复。因此病情稳定的肝病患者应适当活动，依据肝脏功能的状况按医生的建议适当地调整活动量，切忌过度运动。

（5）饮食方面多吃清淡食物，补充足够的水果和蔬菜以满足身体对维生素和纤维素的需求。少吃甜食、油腻食品，以免因脂肪含量过高增加肝脏的负担。要摄入足够的蛋白质食品，食用肉类时宜用鱼、虾、瘦肉；平时就有脾胃虚弱的人可多吃白扁豆和豆制品。以下几种时令蔬菜很适合肝病患者食用。如金花菜可以利大肠、清脾胃、下结石、治夜盲、降低胆固醇；豌豆苗可以防治高血压、脂肪肝、冠心病；韭黄和蒜黄可以散滞导淤。

 肝病患者春季如何进补

春天是万物齐发的季节，人体各脏器也频繁活动起来。中医认为，春天是"肝旺之时"，趁势养肝可避免暑期的阴虚，而过于补肝又怕肝火过旺，所以春季宜喝粥养肝，下面是养肝粥三款，不妨对症试之。

猪肝绿豆粥

【原料】新鲜猪肝100克，绿豆60克，大米100克，食盐、味精各适量。

【做法】先将绿豆、大米洗净同煮，大火煮沸后再改用小火慢熬，煮至八成熟之后，再将切成片或条状的猪肝放入锅中同煮，熟后再加调味品。

【功效】此粥补肝养血、清热明目、美容润肤，可使人容光焕发，特别适合那些面色蜡黄、视力减退、视物模糊的体弱者。

决明子粥

【原料】炒决明子10克（中药店有售），大米60克，冰糖少量。

【做法】先将决明子加水煎煮取汁适量，然后用其汁和大米同煮，成粥后加入冰糖即成。

【功效】该粥清肝、明目、通便，对于目赤红肿、畏光多泪、高血压、高血脂、习惯性便秘等效果明显。

枸杞粥

【原料】枸杞子30克，大米60克。

【做法】先将大米煮成半熟，然后加入枸杞子，煮熟即可食用。

【功效】特别适合那些经常头晕目涩、耳鸣遗精、腰膝酸软的患者。肝炎患者服用枸杞粥，具有保肝护肝、促使肝细胞再生的良效。

清淡，肝病患者夏季饮食原则

　　肝病患者本来就胃口欠佳，夏天更甚。医学专家认为，肝病患者大多数由于疾病直接影响到机体的消化功能，所以，肝病患者更应该饮食调理得当。

　　肝病患者夏季饮食一定要清淡，不可过于油腻，否则极易伤胃。中医认为，山药、大枣具有健脾益气的作用，且补而不腻，非常适合脾胃虚弱者夏季煮粥喝，且两者均具有提高机体免疫力的作用，可有效对抗夏季因酷暑而造成的免疫力降低。蜂蜜、牛奶、莲藕、银耳、豆浆、百合既可益气养阴，又可养胃生津，是夏季体弱多病、出汗较多、食欲不振者的食疗佳品。

　　夏季气温较高，肝病患者人体新陈代谢增快，能量消耗大，因此蛋白质的供应必须酌量增加，每日摄入量应在 100~120 克为宜。植物蛋白可以从豆制品中获得，动物蛋白除了奶制品外，还应适当地多吃肉。

　　夏季的肉食以鸡肉、鸭肉、猪瘦肉、鸽肉等平性或凉性的肉制品为好。其中，鸭肉不仅富含蛋白质，而且由于其属水禽，还具有滋阴养胃、健脾补虚、利湿的作用，根据中医"热者寒之"的原则，特别适合苦夏、上火、体内生热者食用。夏季在食用鸭肉时最好炖食，也可加入莲藕、冬瓜等蔬菜煲汤食用。

　　除了以上滋养补肝外，平时饮食一定要注意不要喝酒！糖精对肝有害，所以含糖精的饮料亦不宜饮用。建议平时多饮开水或淡清茶、鲜果汁、鲜奶、豆浆等。

肝病患者如何注意心理调适

到了夏天,肝病患者往往显得特别烦躁,所以首先一条就是要让自己的思绪平静下来,神清气和,乐观愉快,不可以热为热,让神经系统处于平静状态;不可急躁激动,导致心火内生,这就是人们常讲的"心静自然凉"。在高温天气时应尽量少讲话,不做剧烈的体力活动和紧张的脑力思考,不从事复杂的计算、高难度设计等,以免劳神伤津。

肝病患者秋季"四防"

(1) 防秋燥

秋天气候干燥,对于运动者来说,每次锻炼后应多吃些滋阴、润肺、补液生津的食物,如梨、芝麻、蜂蜜、银耳等,若出汗较多,可适量补充些盐水,补充时以少量、多次、缓饮为准则。

(2) 防受凉感冒

秋日清晨气温低,不可穿着单衣去户外活动,应根据户外的气温变化来增减衣服。锻炼时不宜一下脱得太多,应待身体发热后,方可脱下过多的衣服;锻炼后切忌穿汗湿的衣服在冷风中逗留,以防身体着凉。

(3) 防运动过度

秋天是锻炼的好季节,但此时因人体阴精阳气正处在收敛内养阶

第三章 日常养生——小细节成就肝脏健康

段,故运动也应顺应这一原则,即运动量不宜过大,以防出汗过多,阳气耗损,运动宜选择轻松平缓、活动量不大的项目。

(4) 防运动损伤

由于人的肌肉韧带在气温下降环境下会反射性地引起血管收缩,肌肉伸展度明显地降低,关节生理活动度减小,神经系统对运动器官调控能力下降,因而极易造成肌肉、肌腱、韧带及关节的运动损伤。因此,每次运动前一定要注意做好充分的准备活动。

肝病患者秋季如何进补

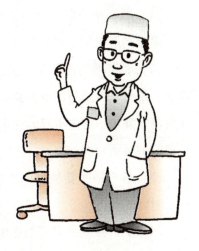

中医认为,燥为秋季的主气,称为"秋燥",其气清肃,其性干燥。因此,燥邪伤人,容易耗人津液,所谓"燥胜则干",津液既耗,必现一派"燥象",常见口干、唇干、咽干、舌干少津、大便干结、皮肤干燥甚至皲裂等。秋燥之气以小秋为界,又有温、凉之分。如久晴无雨,秋阳暴烈,这属温燥性质;秋深初凉,西风肃杀,这属凉燥性质。无论温凉,总是以皮肤干燥、体液缺乏为其特征。因此秋季肝病患者应进补滋阴养液之品,最好吃些雪梨、鸭梨,生食能清火,蒸熟能滋阴,有条件的不妨吃些秋梨膏、养阴清肺膏等滋阴润肺之品,对于预防秋燥均有益处。

合理起居，肝病患者冬季养生原则

古人说："冬气寒，宜食用黍以热性治其寒，禁热饮食，温炙衣服。"意思是说，冬天气候寒冷，阳气深藏，五脏属肾。因此肝病患者要根据自己的需要合理安排生活作息。体寒怕冷者可以食用羊肉、狗肉等食物，体热者可以食用鸭肉等食物。但不要食用生冷、黏硬的食物。还可以食用萝卜和白菜，另外苹果和柑橘也可以交替食用。

春节是我国的传统节日，这个时候全家团圆，也是肝病发作的高发时节。肝病患者在这个特殊的时期要特别注意。

（1）春节期间切忌情绪的大喜大悲，要保持平稳的情绪，千万不要让喜庆的节日蒙上一抹灰色。

（2）春节期间由于家人团聚，心情比较兴奋，可能会长时间地看电视、聊天、打麻将、玩扑克、下棋等娱乐活动，导致生活没有规律，甚至暴饮暴食。这些不良的生活习惯对肝病患者都是不利的。要注意保持良好的生活习惯。

（3）春节期间要根据医生的建议坚持服药，如果感到身体不适，要及时就医。

（4）另外肝病患者可以在冬日的中午坚持锻炼，以提高抵抗力。

（5）肝病患者还要注意，春节期间的气温不稳定，要注意预防感冒。

肝病患者冬季如何进补

　　肝病患者冬季进补的方法有两种：一种是食补，一种是药补。药补是根据"秋冬养阴"的理论，即在秋冬季应当进补，维护人体的阴气，养精蓄锐，为明春防病打下物质基础。补品可提高人体免疫力，增强吞噬细胞的功能，调整内分泌和性激素等。历代积累的进补方药浩如烟海，据统计有数百种之多，并以膏、酒、丸剂型较为普遍。但补药的选择，最好在中医医生的指导下辨证使用。

　　俗话说："药补不如食补。"在冬季应重视食补，可适当多吃些营养丰富的食物，以使机体能摄取足够的养料和热量，以更好地抵御寒冷。偏于阳虚者，食补以羊肉、鸡肉、狗肉为主，因为这些食物有温补强壮的作用。偏于阴血不足者，食补应以鹅肉、鸭肉为主，此外，甲鱼、乌龟、藕、木耳等也是阴虚体质冬季进补的有益食品。冬季的饮食调养还要注意，肝病患者应慎食热性食物，油炸燥热之品不宜多吃，否则内伏的阳气会郁而生热，损伤身体，甚至会引起呕血、便血等消化道出血。同时也不宜吃得过饱，以少吃多餐为佳。